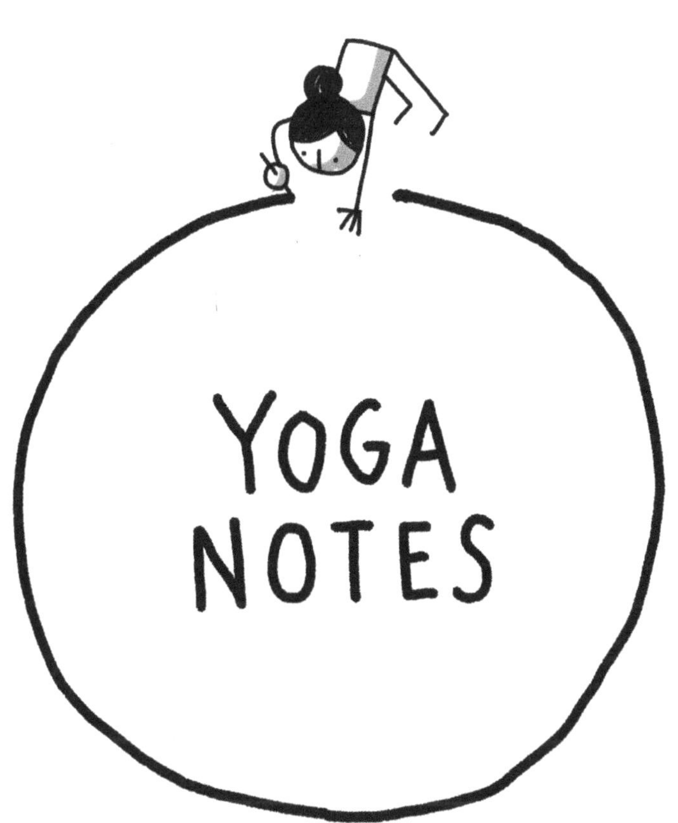

YOGA NOTES

APPRENEZ
à DESSINER
POSTURES et SÉQUENCES
de YOGA

UN LIVRE D'EVA-LOTTA LAMM
TRADUIT par CAMILLE HUBAUD

ISBN 978-3-9820693-4-0

Edition à compte d'auteur
par Eva-Lotta Lamm, Berlin
1ère édition, 2020
3ème tirage, 2020

Traduit en français par Camille Hubaud

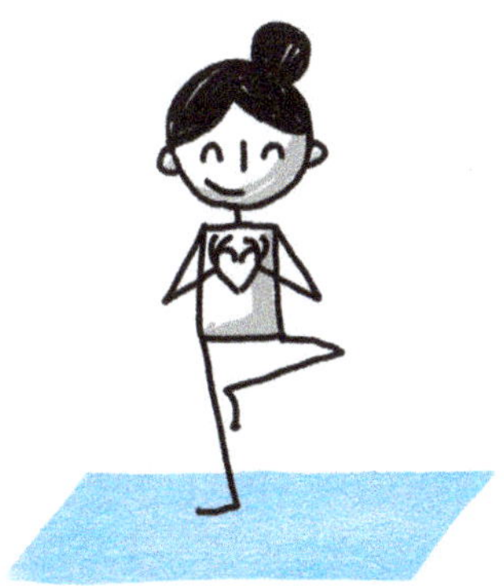

NB

Ce livre n'est pas là pour vous apprendre à réaliser correctement les positions de yoga présentées. Je vous conseille de découvrir le yoga avec un(e) professeur(e) compétent(e) qui vous montrera comment pratiquer chaque asana sans risque de blessure, pourra vous montrer des variantes adaptées à votre corps et à votre niveau, et rectifier votre posture lors des cours. Apprendre le yoga auprès d'un(e) prof expérimenté(e) est la meilleure manière de développer une pratique sûre et consciente qui vous fera du bien à tous les points de vue.

SOMMAIRE

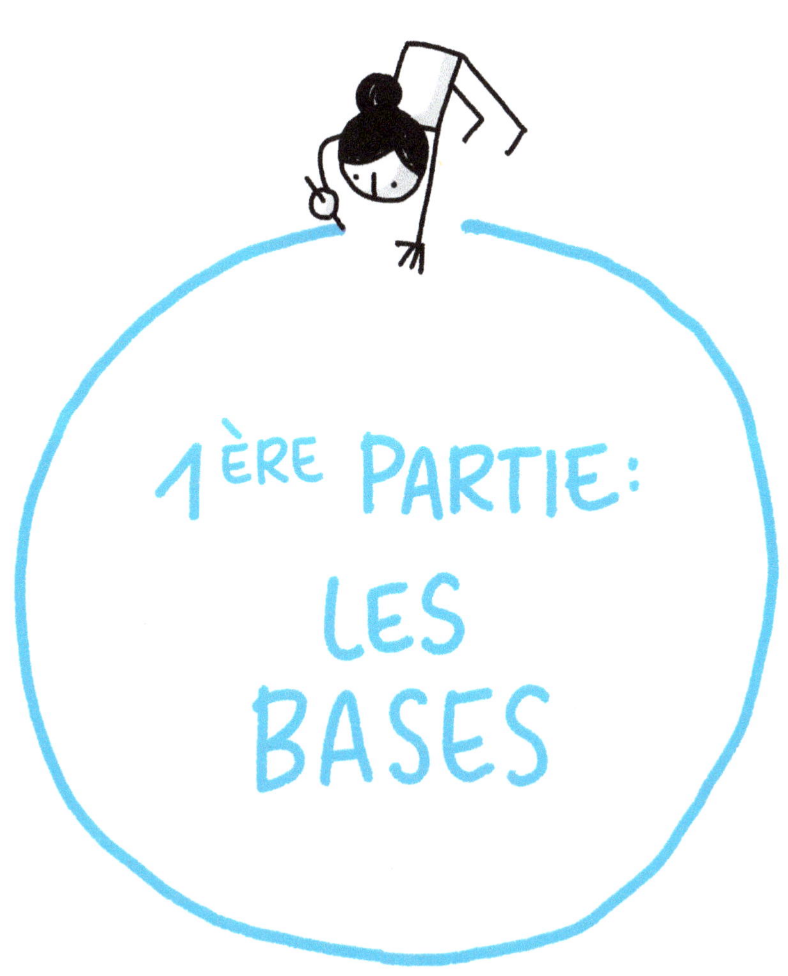

1ᵉʳᵉ PARTIE:
LES
BASES

À QUI S'ADRESSE CE LIVRE ?

Ce livre s'adresse à toutes celles et ceux qui apprennent, pratiquent ou enseignent le yoga et souhaitent coucher leurs séances sur le papier – non seulement sous la forme de mots, mais aussi de dessins simples.

Avec de petits croquis rapides et un peu de pratique, cela est très simple à réaliser. Ils vous aident à mieux comprendre les postures et enchaînements, mais aussi à vous rappeler de vos séquences. De plus, vous pourrez partagez vos

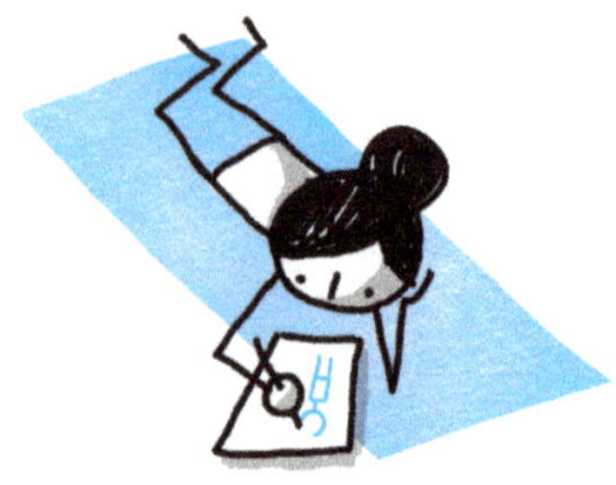

connaissances avec d'autres et expliquer de manière claire et visuelle la structure d'une séance et l'exécution correcte de chaque exercice.

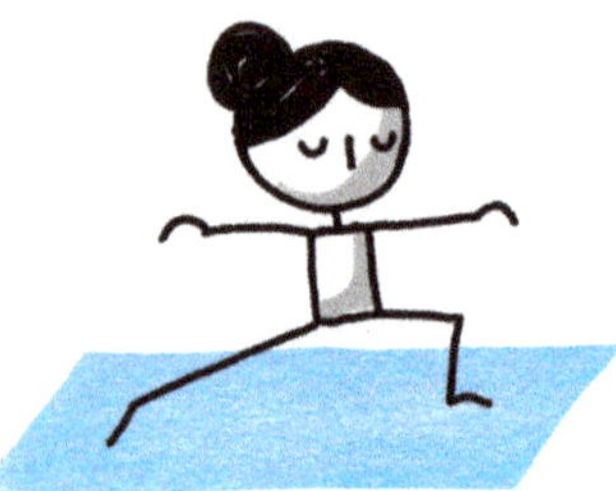

VOUS APPRENEZ OU PRATIQUEZ LE YOGA

Dessiner les différents asanas peut vous aider (surtout au début) à vous rappeler leurs détails, l'alignement correct et le nom de la posture. Vous pourrez noter de manière graphique une séance qui vous a particulièrement plu dans la salle où vous pratiquez et la refaire quand vous voudrez.

VOUS SUIVEZ UNE FORMATION DE PROF DE YOGA

Les croquis sont une méthode idéale pour prendre des notes pendant les cours. Un petit dessin d'une posture est généralement plus clair et plus exact qu'un long paragraphe pour se souvenir des mouvements et de l'alignement. Vos notes seront ainsi plus utiles puisque vous n'aurez aucun mal à les relire plus tard.

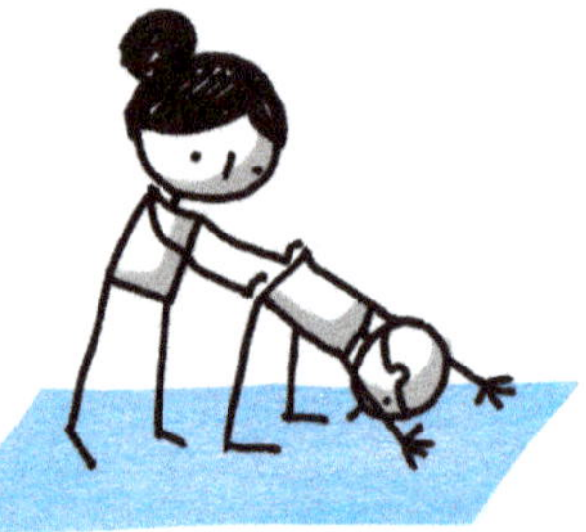

VOUS ENSEIGNEZ LE YOGA

Planifiez vos cours de manière simple et claire en prenant des notes graphiques de leur déroulement, faciles à mémoriser avant la séance. C'est aussi un excellent support pour donner à vos participant(e)s des exercices à faire à la maison ou concevoir des cours individuels.

« ... MAIS JE NE SAIS PAS DESSINER ! »

Vous n'avez pas besoin d'être un artiste accompli pour dessiner des exercices de yoga. Les croquis que vous apprendrez à réaliser dans ce livre sont schématiques et simplifiés. Ce qui importe, c'est avant tout la clarté et la simplicité.

Apprendre à dessiner, c'est un peu comme apprendre à écrire. Au début, c'est une entreprise laborieuse et inhabituelle. Avec un peu de temps et d'exercice, cela devient de plus en plus naturel, et vous aurez bien vite développé votre propre « écriture », votre manière personnelle de dessiner les asanas.

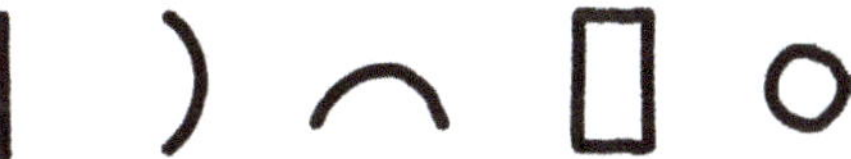

Vous n'avez besoin que d'une poignée de formes toutes simples : lignes, courbes, rectangles et cercles. En les combinant de différentes manières, vous pourrez bientôt dessiner n'importe quelle posture de yoga. C'est un peu comme jouer aux Lego.

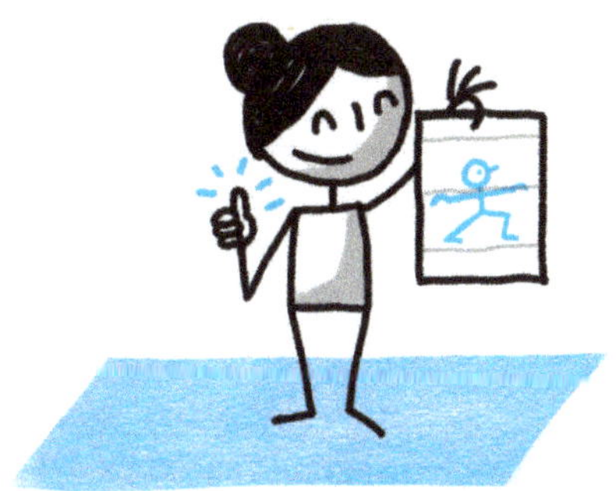

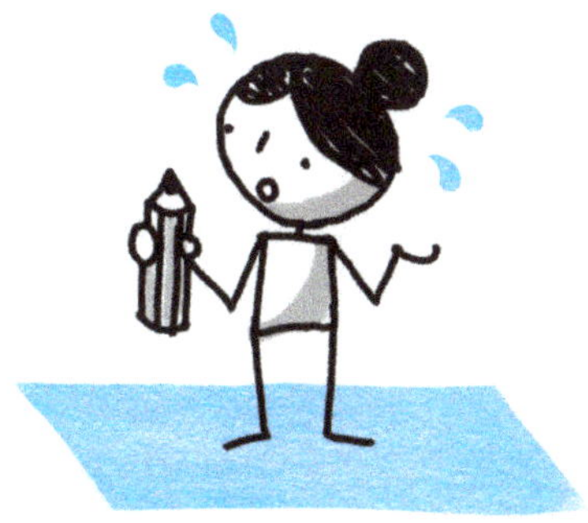

Dans la première partie de ce livre, vous apprendrez les principes de base des croquis de yoga et comment assembler les différentes formes pour dessiner un asana. Ce chapitre contient aussi de nombreux trucs et astuces pour faciliter vos débuts.

Dans la deuxième partie, vous trouverez des explications pour dessiner pas à pas plus de 80 asanas et leurs variantes ainsi que les étapes de préparation et postures apparentées. Elles vous permettront de vous exercer à faire des croquis des différents asanas en appliquant directement les principes vus dans le premier chapitre.

PRATIQUEZ, ET TOUT ARRIVERA

Tout comme le yoga, le dessin est une question d'exercice. Il ne s'agit pas d'atteindre la perfection mais d'une démarche d'apprentissage ancrée dans une pratique consciente et régulière.

N'ayez pas peur que vos dessins ne soient pas à la hauteur. Tant qu'ils vous aident à visualiser votre pratique, à planifier vos cours ou à vous rappeler d'une séquence que vous auriez peut-être oubliée sans eux, ils sont très bien comme ils sont. Et avec chaque asana que vous dessinez, vous vous améliorerez.

LA PERSPECTIVE

Comme nos croquis de yoga sont symboliques et simplifiés
pour pouvoir être dessinés de manière rapide et facile, il
vaut mieux choisir une perspective simple. En premier lieu, il
faut décider de l'angle sous lequel vous voulez représenter
l'asana pour que le résultat soit le plus clair possible. Il
existe trois possibilités.

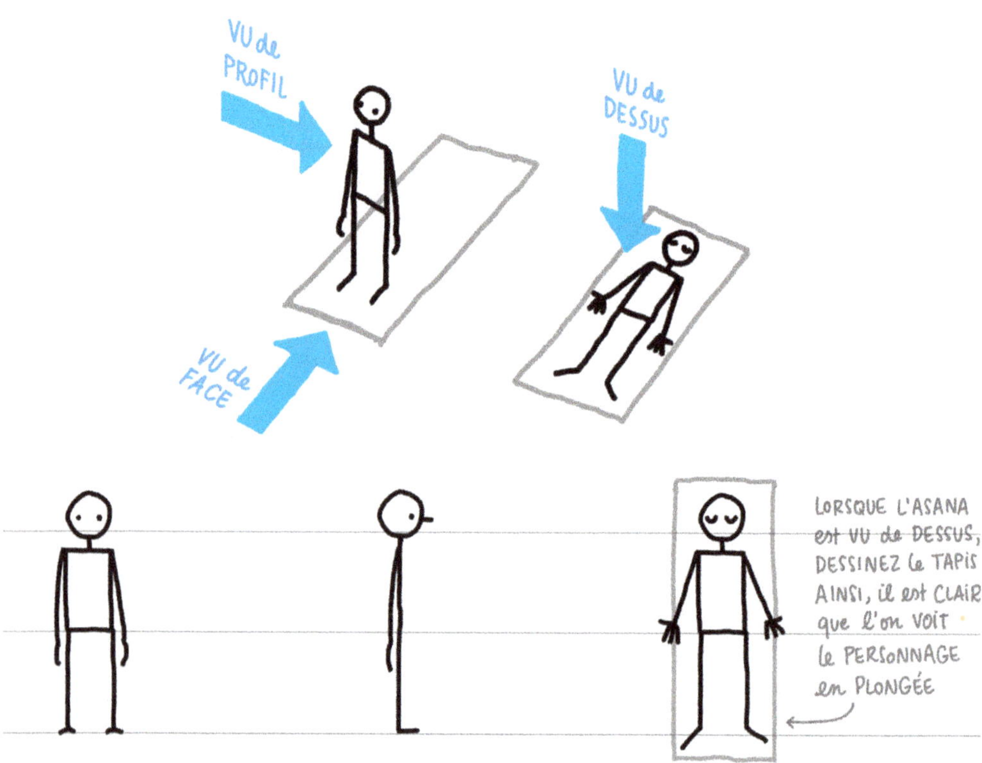

VU DE FACE

Dessiné de face, le torse
forme un rectangle. Cela
permet de distinguer clairement les deux épaules et
les deux hanches, là où
sont attachés les bras et
les jambes.

VU DE PROFIL

Lorsque vous le dessinez
de profil, le torse est réduit
à une simple ligne. Si les
deux bras ou jambes sont
dans la même position, ils
sont représentés par une
seule ligne.

VU DE DESSUS

Ici, la perspective sur le
corps est plongeante,
comme si nous flottions
au-dessus du tapis.
Dessinez le tapis sous la
forme d'un rectangle pour
bien marquer la différence
avec la perspective de face
ou de profil.

Certains asanas sont malgré tout difficiles à dessiner de manière claire et précise en se limitant à une seule de ces trois perspectives. Dans ce cas, nous trichons un peu et mélangeons deux perspectives pour contourner la difficulté et parvenir quand même à une représentation lisible et détaillée de l'asana.

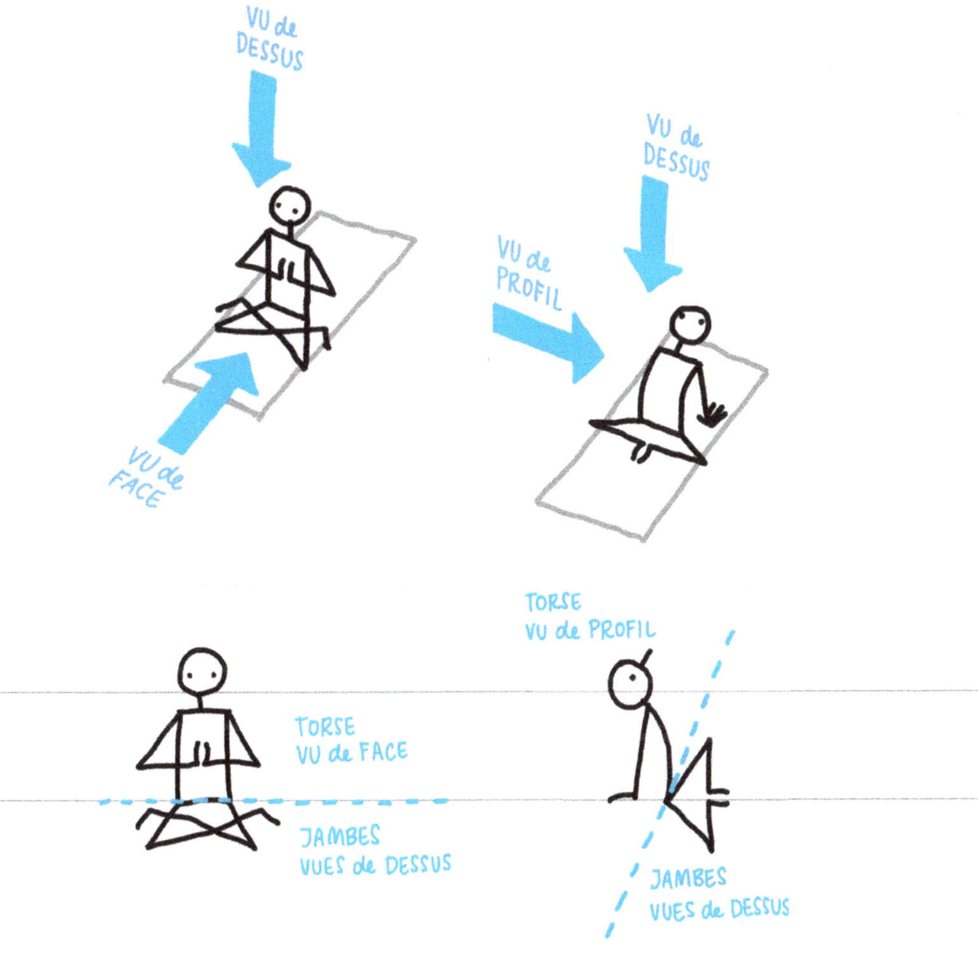

Comme nous l'avons dit, il ne s'agit pas d'une étude anatomique complète mais d'un croquis simplifié et schématique. Tant que ces petites « tricheries » sont au service de la clarté, il n'y a aucune raison de s'en priver.

LA LIGNE DE BASE

Quand le personnage est dessiné de face ou de profil, la
ligne de base représente le sol. En plaçant tous les croquis
les uns à la suite des autres sur la même ligne de base, il
est facile de « lire » une séquence entière et de reconnaître
quelles sont les postures debout, assises ou couchées.

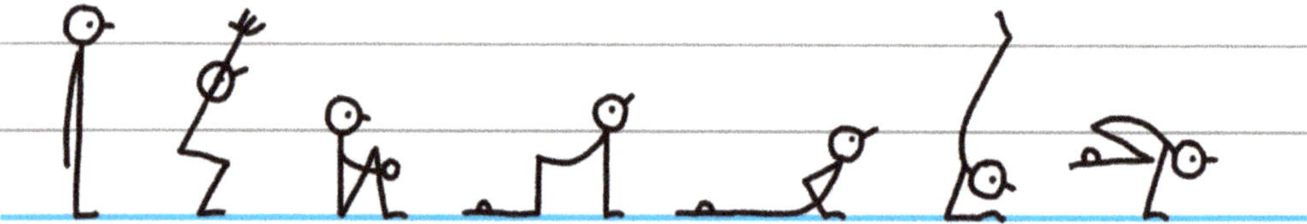

Pour les postures debout, les pieds reposent sur la ligne de
base. Quand la pointe du pied est tournée vers l'extérieur, le
talon reste sur la ligne de base tandis que la pointe du pied
passe en dessous.

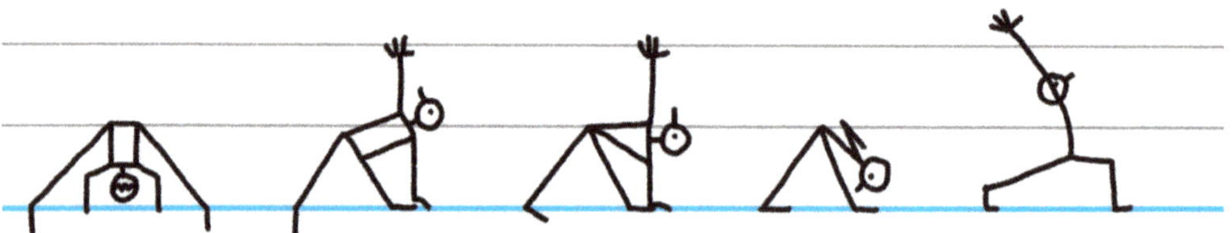

Dans le cas de postures assises, les fesses sont sur le sol. Les
jambes sont tournées vers la personne qui regarde le croquis
et nous les dessinons en dessous de la ligne de base, comme
si on les voyait d'en haut.

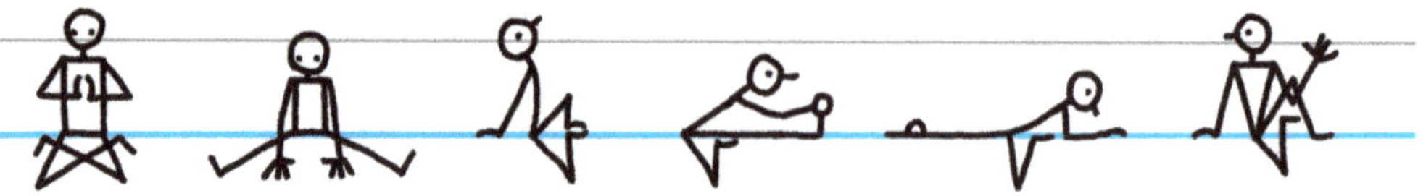

En règle générale, tout ce qui est dessiné en dessous de la
ligne de base est plus proche de la personne qui regarde le
croquis.

PROPORTIONS

Un adulte moyen mesure environ sept têtes. Pour nous simplifier la tâche, nous travaillons avec les dimensions approximatives suivantes :

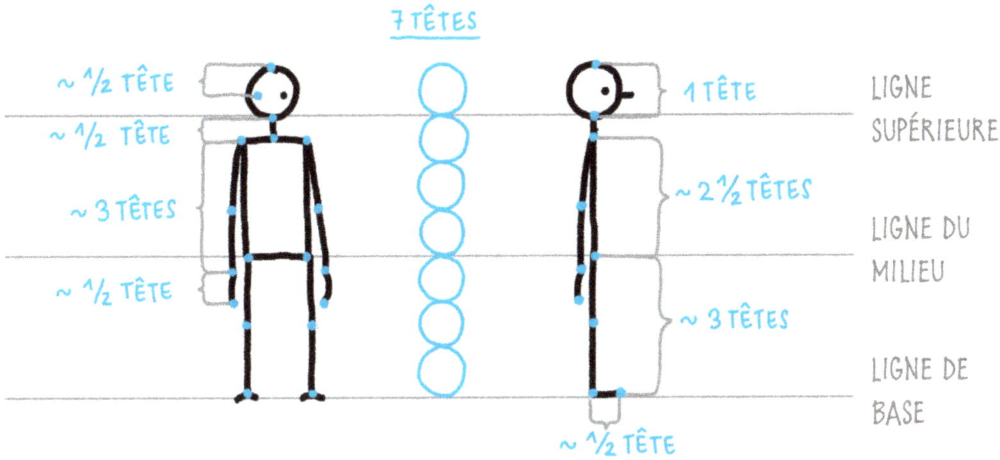

Jambes : env. 3 têtes
Les jambes vont de la ligne de base à celle du milieu. Les genoux sont au milieu de la jambe.

Pieds : env. ½ tête

Torse : env. 2½ têtes

Cou : env. ½ tête
Le torse et le cou rentrent dans l'espace entre la ligne du milieu et celle du haut.

Bras : env. 2½ – 3 têtes
Les bras sont un peu plus longs que le torse et partent de l'épaule pour s'arrêter juste en dessous de la hanche.

Mains : env. ½ tête
Lorsque les bras sont détendus le long du corps, la pointe des doigts s'arrête environ au milieu de la cuisse.

Tête : 1 tête ;)
Le nez et les yeux sont à peu près au milieu de la tête.

RESPECTER LES PROPORTIONS

Au début, dessiner en respectant les proportions du corps humain peut se révéler assez difficile. Mais avec un peu d'exercice, vous aurez vite développé un « feeling » pour la bonne longueur des traits sans plus avoir à y réfléchir.

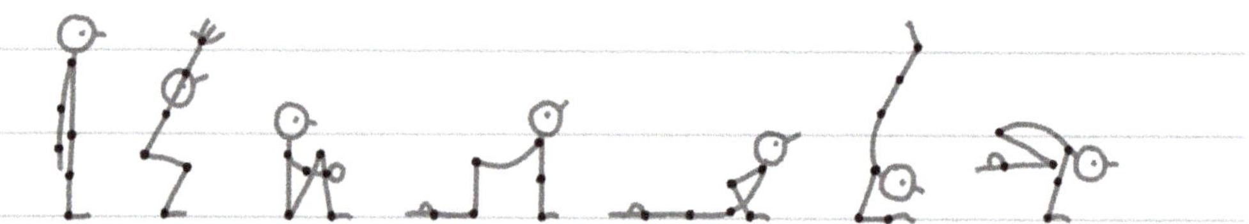

Au début, il peut être utile d'ajouter des points au niveau des genoux et des coudes – même quand les bras ou jambes sont tendus. Cela peut vous aider à mieux percevoir la structure générale du corps et à dessiner des membres d'une longueur correcte.

Comme nous l'avons déjà vu, il ne s'agit pas d'atteindre une correction anatomique parfaite ; ce qui importe, c'est de dessiner les différentes parties du corps en relation les unes avec les autres de manière à ce que l'on comprenne tout de suite la posture. Au début, on a vite tendance à se retrouver avec un bras un peu trop long, une jambe un peu trop courte ou la tête légèrement trop grosse. Tant que vous pouvez reconnaître la structure fondamentale de l'asana, ce n'est pas grave. Et si vraiment votre croquis est un peu trop abstrait : barrez-le et recommencez à côté, tout simplement.

DESSINER PAS À PAS

L'ordre dans lequel vous dessinez les différentes parties du corps peut vous aider à obtenir un bon résultat en termes de proportions et de positionnement.

Mon conseil est de commencer par dessiner la partie du corps qui touche le sol. Cela vous donne une bonne base à laquelle vous orienter pour construire le reste de la posture.

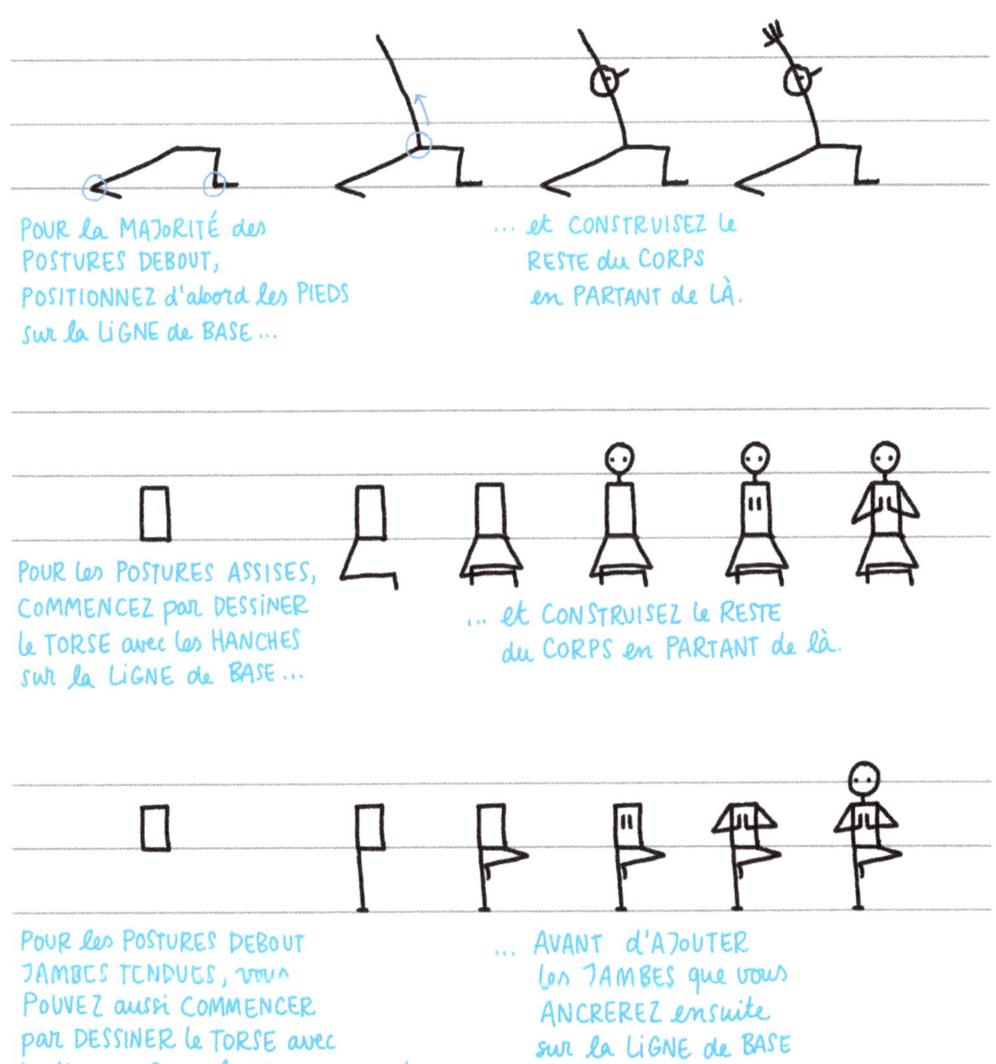

QUELLE EST LA BONNE TAILLE ?

Nous avons tous une taille qui nous paraît agréable à dessiner. Prenez une feuille de papier et tracez un carré, un cercle et un triangle.
Ils ont à peu près la même taille ?
Voilà votre zone de confort !

Tout comme notre écriture, la taille qui nous semble agréable à dessiner a beaucoup à voir avec l'habitude et notre confiance en nous : quand nous ne nous sentons pas (encore) très sûr, nous avons tendance à faire des dessins plus petits que ce qui nous semblerait naturel.

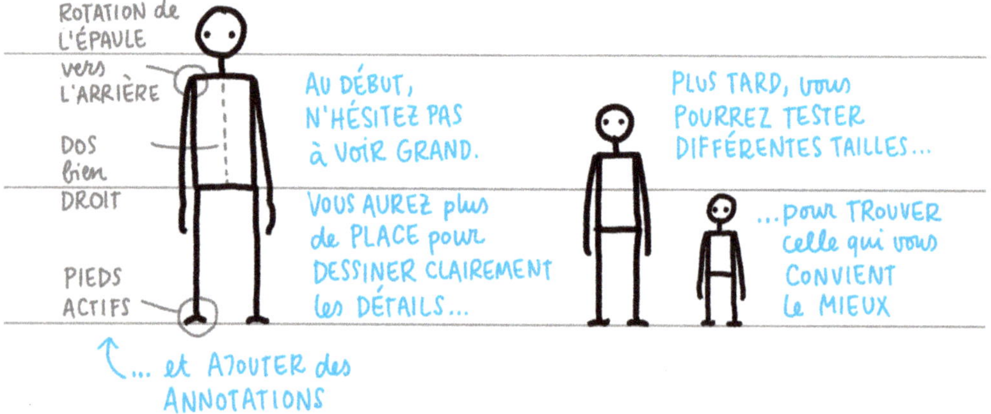

En choisissant une taille un peu plus grande, il est plus facile de représenter tous les détails nécessaires. En commençant trop petit, on peut vite manquer de place pour dessiner toutes les parties du corps d'une manière clairement lisible.
Si votre but est d'expliquer très précisément les détails de l'alignement d'un asana, il vaut mieux voir un peu plus grand.
S'il s'agit d'une séquence entière composée d'asanas que vous connaissez bien, de petits dessins rentrant tous sur une page suffisent.
Sur mon site internet, vous trouverez des modèles de feuilles lignées de différentes tailles à imprimer (voir p. 34).

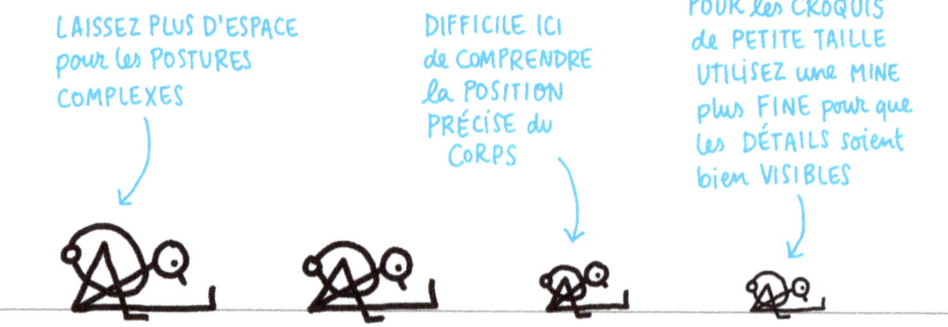

QUEL EST LE BON NIVEAU DE DÉTAIL ?

La plupart des exemples de ce livre sont des croquis très détaillés
définissant le plus précisément possible la position des différentes
parties du corps : l'orientation des mains, le placement des pieds,
la direction du regard.

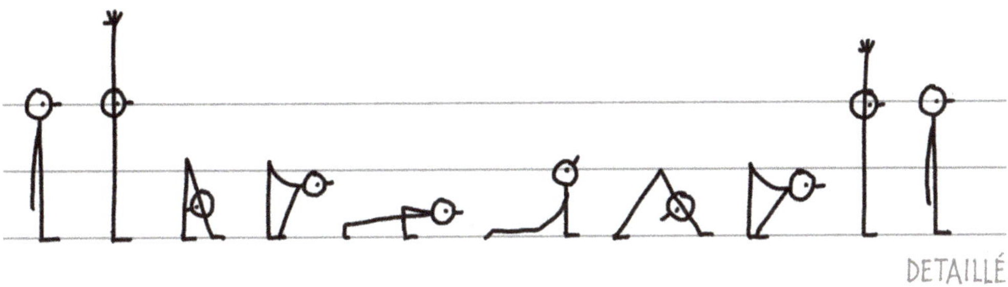

Si vous connaissez bien les asanas et leur alignement, vous
pouvez aussi omettre ces détails et vous concentrer simplement
sur l'enchaînement des postures.

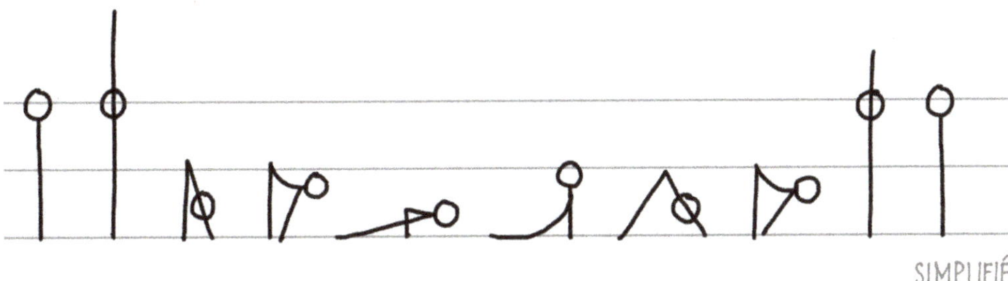

Vous pouvez aussi varier le niveau de détail au sein d'une
séquence. Les croquis simplifiés sont pratiques pour noter
rapidement les postures de base. Si vous voulez montrer qu'il
s'agit d'une variante particulière, il vous suffit d'ajouter les détails
nécessaires à la posture de base : mains, pieds, visage...

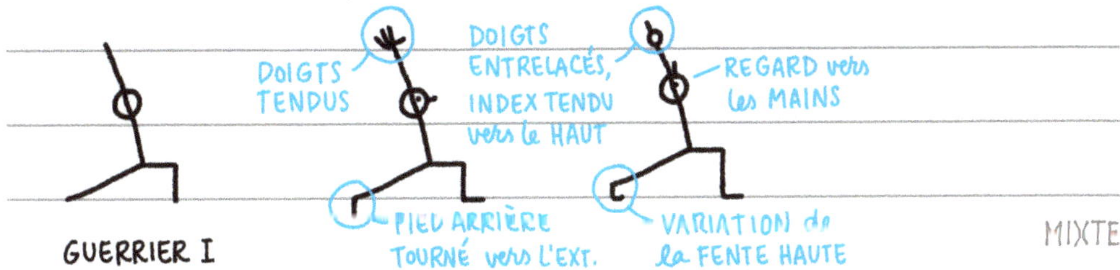

QUELQUES CONSEILS POUR UN CROQUIS CLAIR

Sur nos croquis, la quasi-totalité des parties du corps sont représentées par de simples lignes. Parfois, il devient difficile de reconnaître à quoi correspondent toutes ces lignes, surtout dans le cas de postures complexes dans lesquelles les bras et les jambes se touchent, se superposent ou se croisent.

Voici quelques astuces simples pour que vos croquis restent clairs et lisibles :

QUAND LES PARTIES DU CORPS SE TOUCHENT

Quand deux parties du corps se touchent, il vaut mieux laisser un petit espace blanc entre elles sur le dessin.

Lorsque deux articulations rentrent en contact (par exemple le coude et le genou), il est difficile de reconnaître si elles se touchent seulement ou se croisent, voire de savoir où s'arrête un membre et où commence l'autre. Un petit espace blanc entre les deux lignes permet de clarifier la situation.

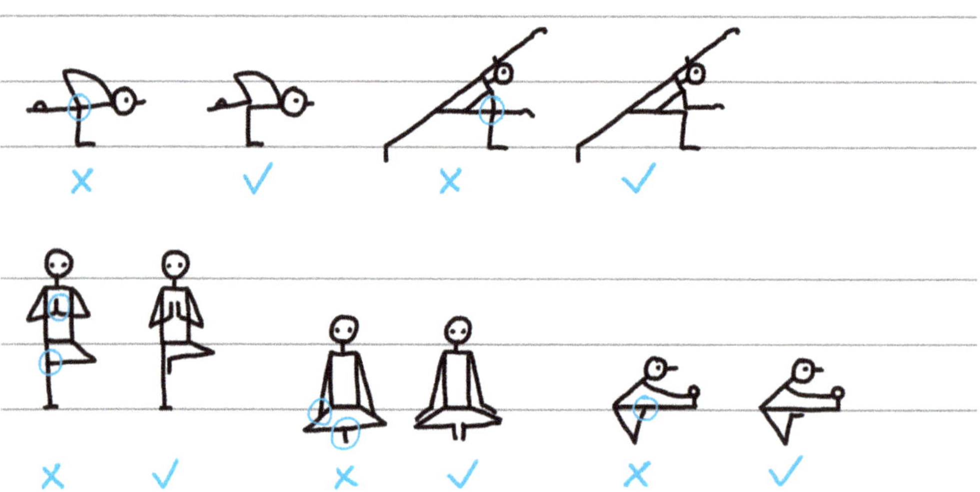

QUAND LES PARTIES DU CORPS SE CHEVAUCHENT

Quand une partie du corps passe directement
devant ou derrière une autre, il vaut mieux
les dessiner avec deux lignes bien distinctes
parallèles l'une à l'autre. Ainsi, aucun membre
n'en cache un autre.

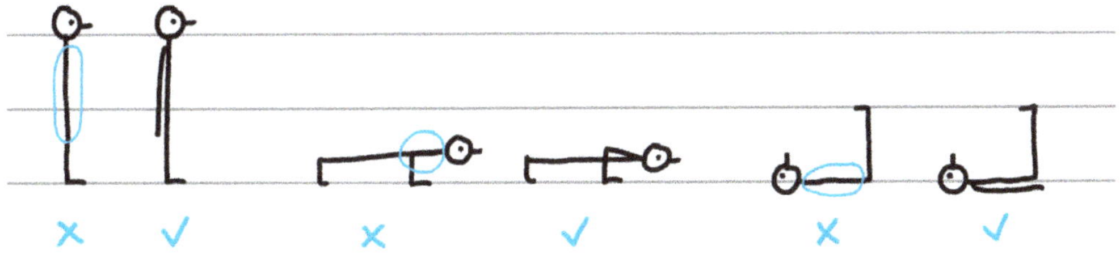

QUAND LES PARTIES DU CORPS SE CROISENT

Lorsque deux parties du corps se croisent,
notamment au niveau des articulations, il en
va de même que lorsqu'elles se touchent :
le croquis peut vite devenir confus. Dans
ce cas, laissez un peu d'espace dans
votre dessin et évitez de représenter le
croisement directement au niveau d'une
articulation mais plutôt juste en dessus
ou en dessous. Il est ensuite plus facile
de différencier un croisement d'un simple
contact.

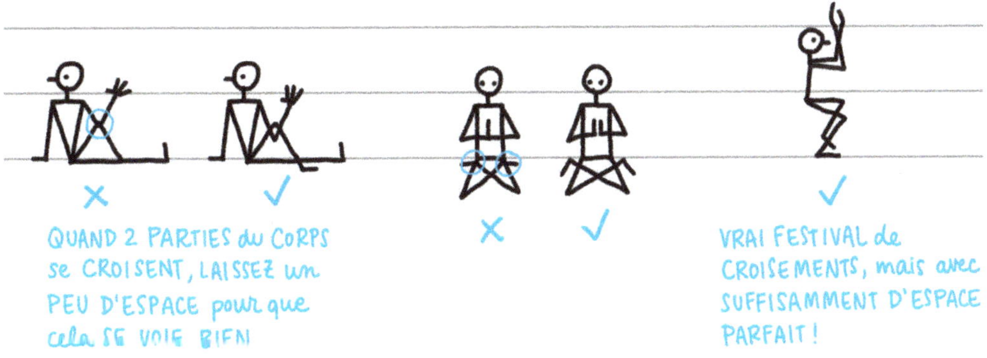

LES DIFFÉRENTES PARTIES DU CORPS ET LEURS VARIATIONS

Dans ce chapitre, nous allons voir de plus près chacune des parties du corps et apprendre à dessiner leurs différents mouvements et positions.

Ces principes de base vous permettront par la suite de composer n'importe quel asana ou variation.

JAMBES ET PIEDS
POSTURES DEBOUT

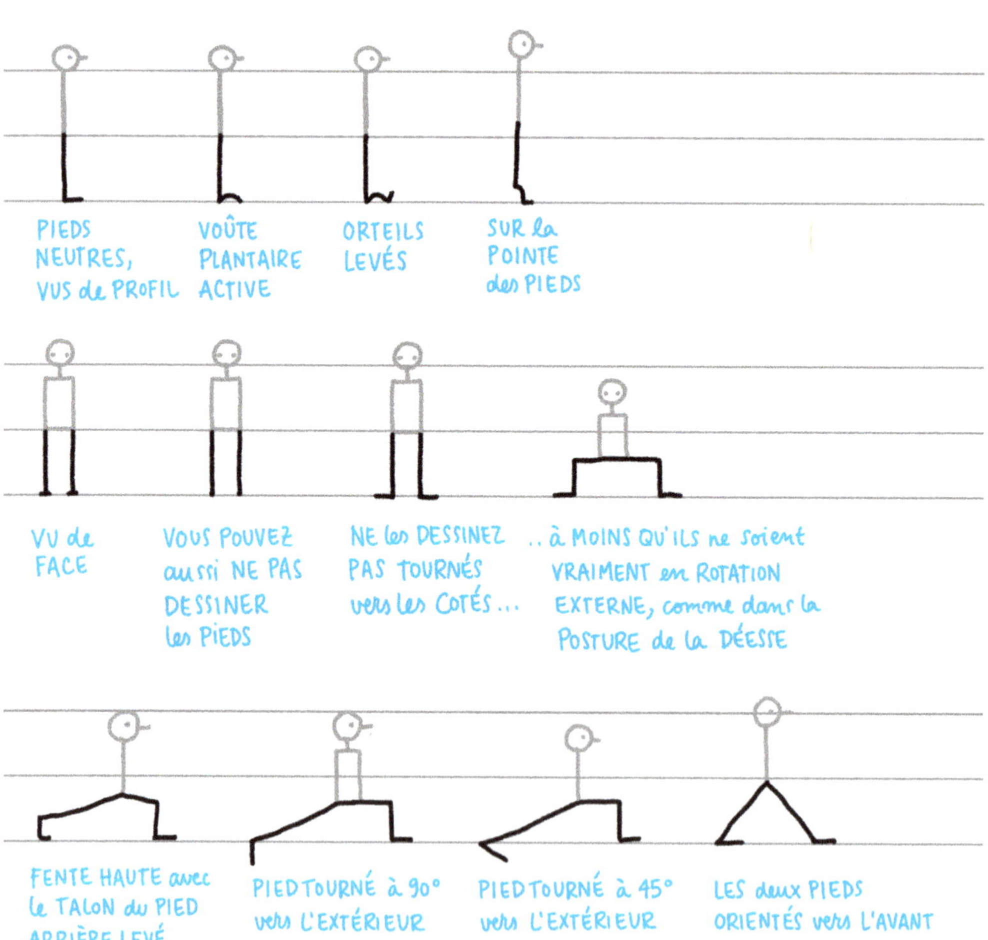

POSTURES ASSISES OU À GENOUX

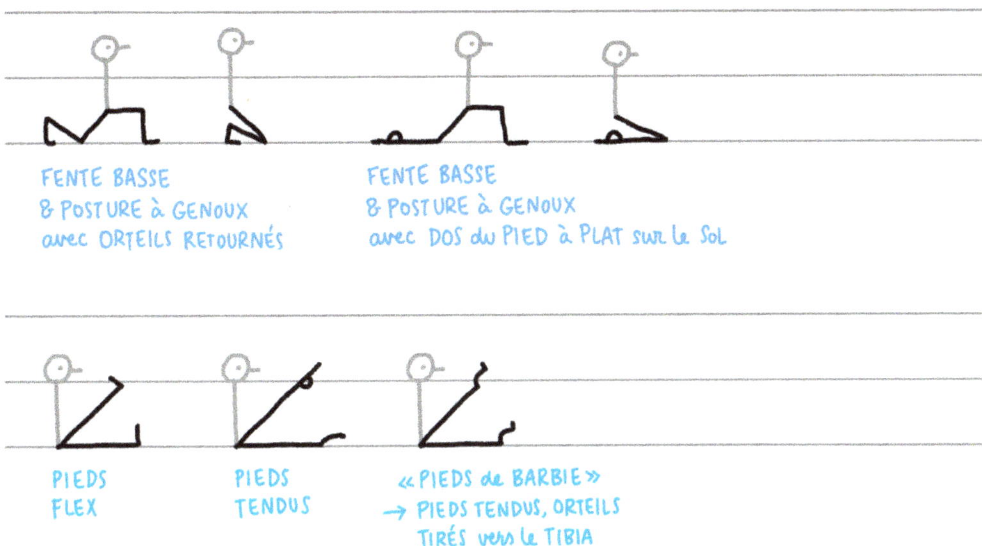

AUTRES POSITIONS CLASSIQUES DU PIED

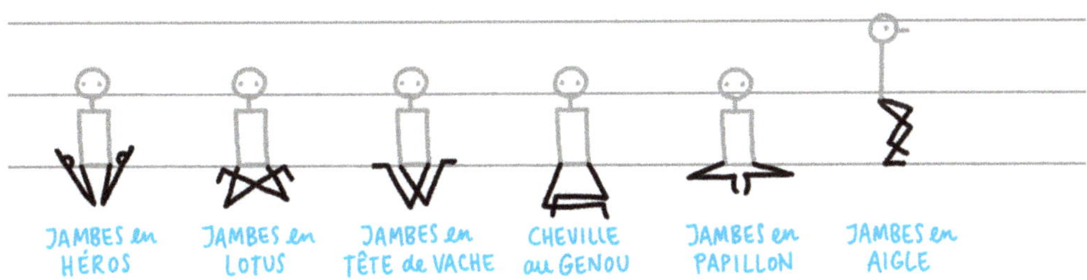

BRAS ET MAINS

POSITIONS DE BASE

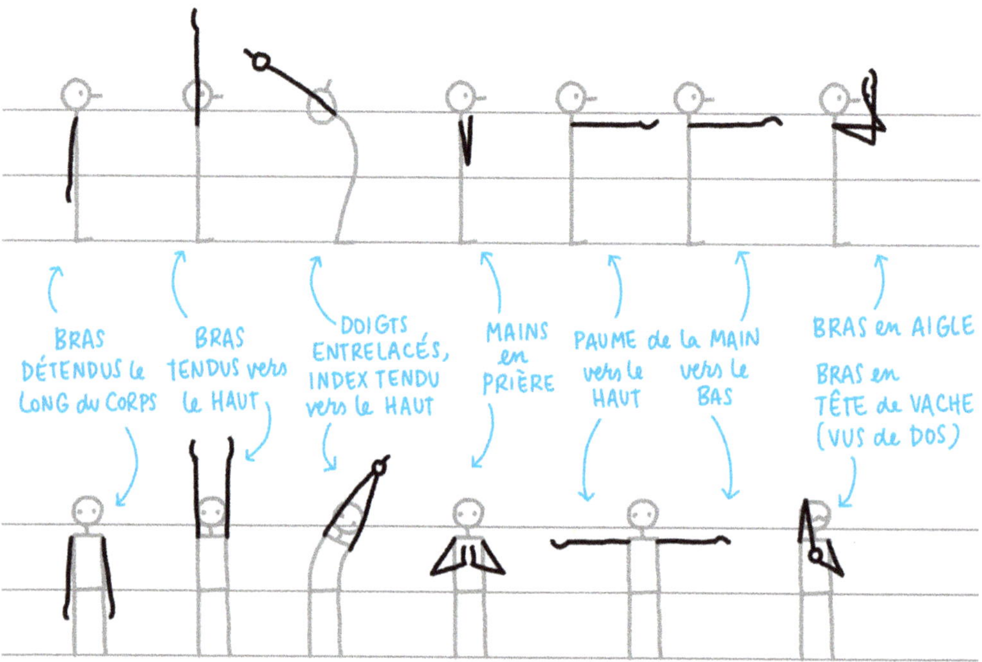

TENIR ET LIER

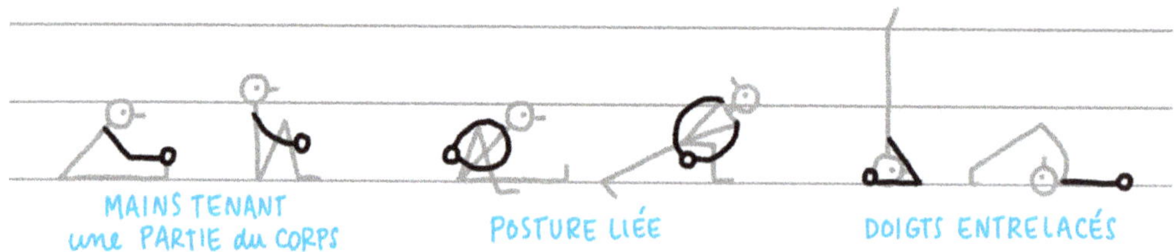

MAINS TENDUES

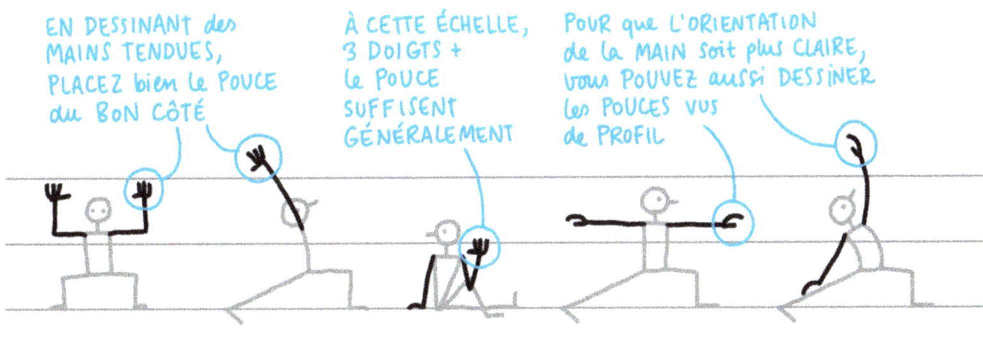

MUDRAS

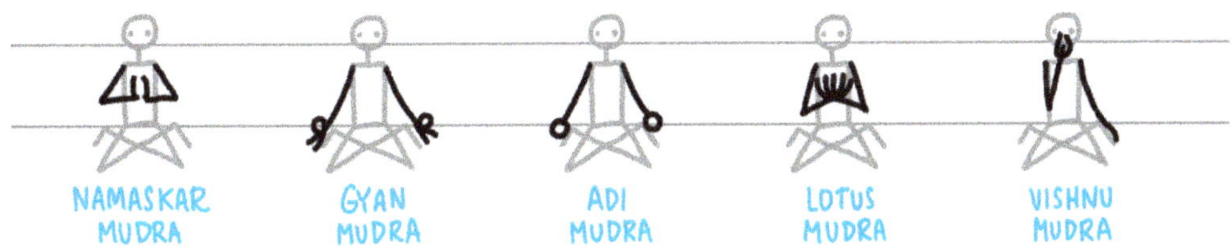

TORSE

POSITIONS DE BASE

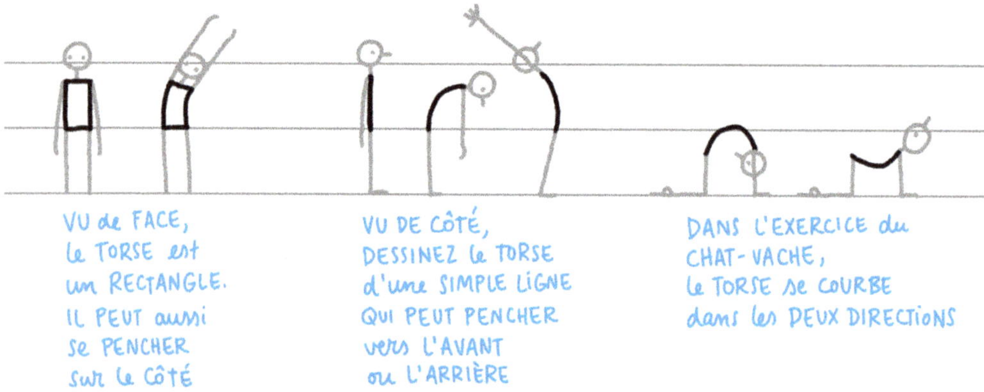

VU de FACE,
le TORSE est
un RECTANGLE.
IL PEUT aussi
se PENCHER
sur le CÔTÉ

VU DE CÔTÉ,
DESSINEZ le TORSE
d'une SIMPLE LIGNE
QUI PEUT PENCHER
vers L'AVANT
ou L'ARRIÈRE

DANS L'EXERCICE du
CHAT-VACHE,
le TORSE se COURBE
dans les DEUX DIRECTIONS

TORSIONS

LORS d'une TORSION,
les HANCHES sont VUES de PROFIL
et les ÉPAULES de FACE : DESSINEZ
le CORPS comme un TRIANGLE.

CELA vous PERMET de DISTINGUER
les VERSIONS en EXTENSION et
en TORSION d'une MÊME POSTURE

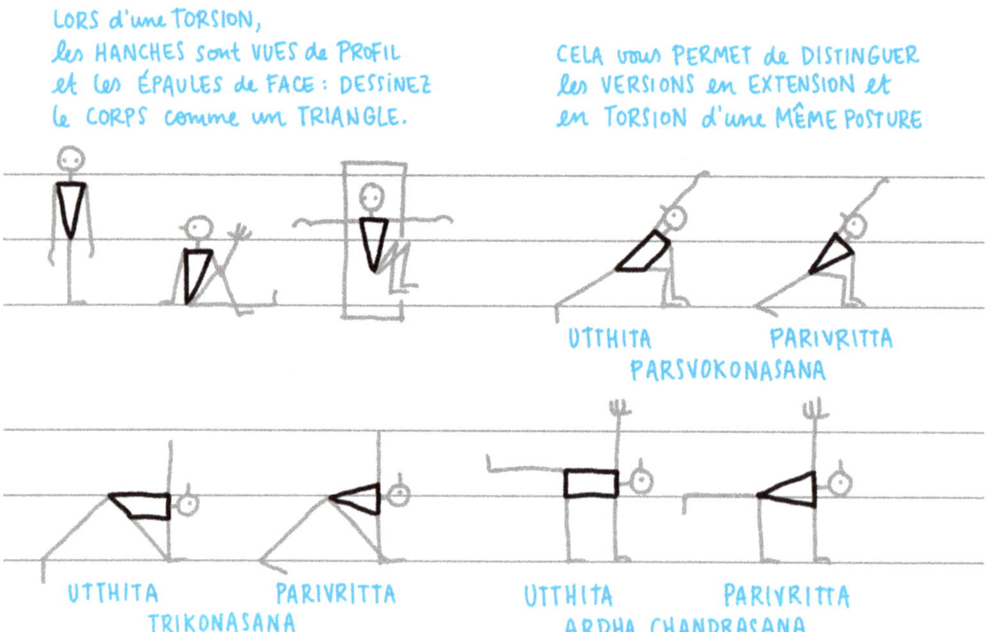

TÊTE ET VISAGE

POSITIONS DE BASE

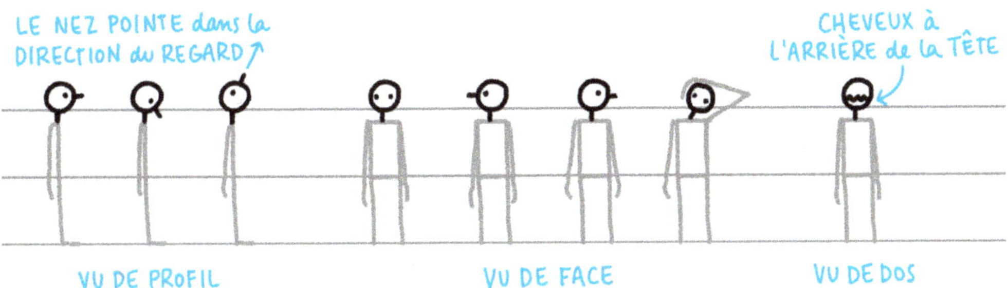

VARIATIONS DES YEUX

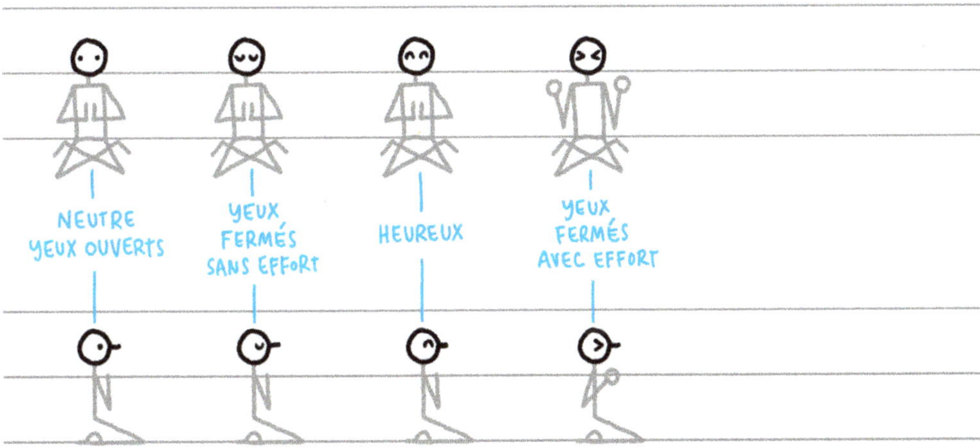

MOUVEMENTS

Il existe différentes possibilités pour représenter le
mouvement sur un croquis, par exemple pour préciser les
transitions au sein d'une séquence enchaînée (flow) ou une
posture dynamique.

Si le mouvement se limite à une partie du corps et que
le reste ne bouge pas, vous pouvez dessiner d'abord la
posture de base et ajouter ensuite la deuxième partie du
mouvement sur le même croquis. N'hésitez pas à ajouter
des flèches pour spécifier la direction du mouvement.

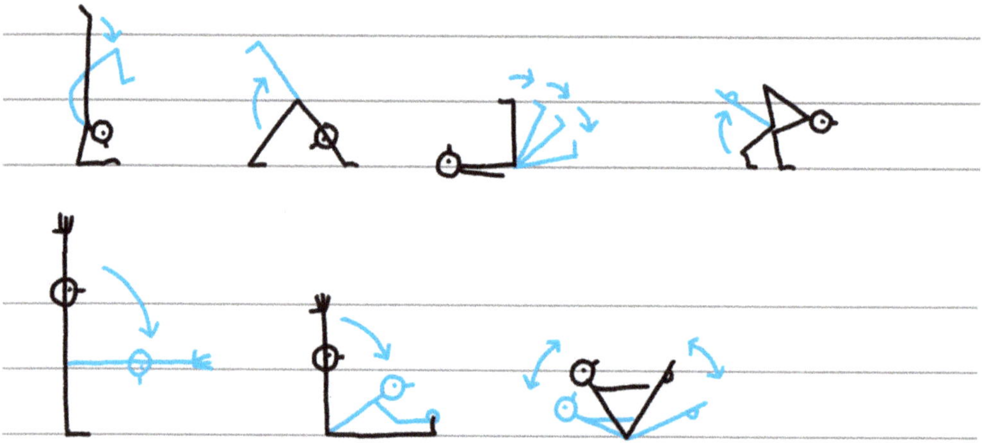

Par contre, si la position du corps change complètement à
la suite du mouvement, il vaut mieux réaliser deux dessins
séparés : un de la posture de départ et un de la posture
d'arrivée. Vous pouvez ensuite les relier par une flèche et
noter le nombre de répétitions.

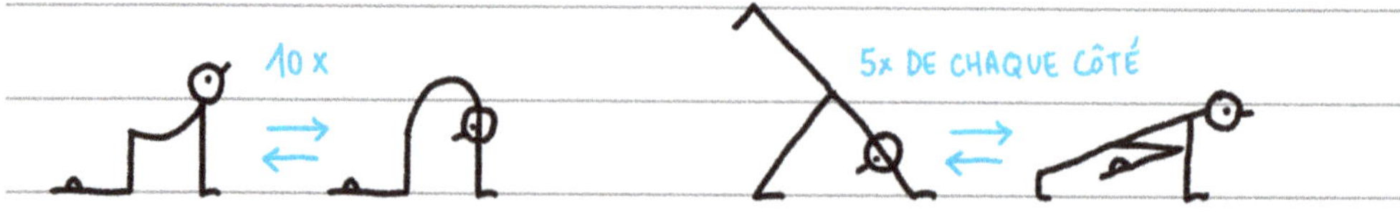

Dans le cas d'un enchaînement de postures, dessinez
chaque étape individuelle et ajoutez une courte explication
(par ex. le mouvement précis à réaliser et s'il se fait sur une
inspiration ou une expiration).

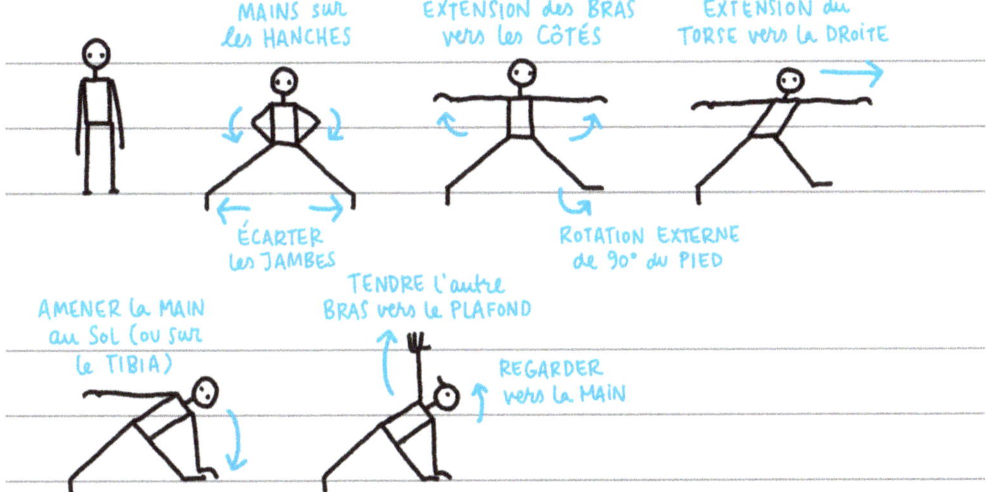

Pour ne pas surcharger le croquis, je vous conseille d'utiliser
un stylo d'une autre couleur. L'œil perçoit automatiquement
les couleurs différentes comme des informations distinctes.
Il est ensuite facile de distinguer la posture de base (en
noir) du mouvement (en couleur), même quand le croquis
est relativement chargé en informations visuelles (flèches,
explications, etc.).

Si vous n'avez pas de deuxième couleur sous la main, vous
pouvez utiliser des lignes en pointillés à la place.

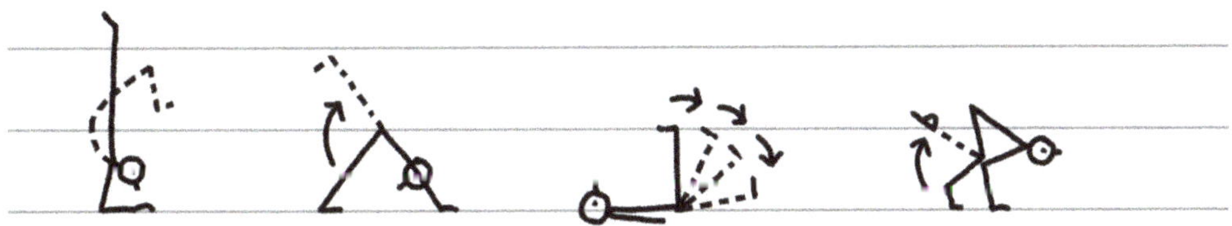

ACCESSOIRES

Les accessoires tels que les briques, sangles et bolsters peuvent nous aider à adopter la bonne position lorsque nous pratiquons un asana ou à nous exercer en toute sécurité à réaliser des postures difficiles, même quand nous n'avons pas encore la force ou la souplesse nécessaires à leur expression complète.

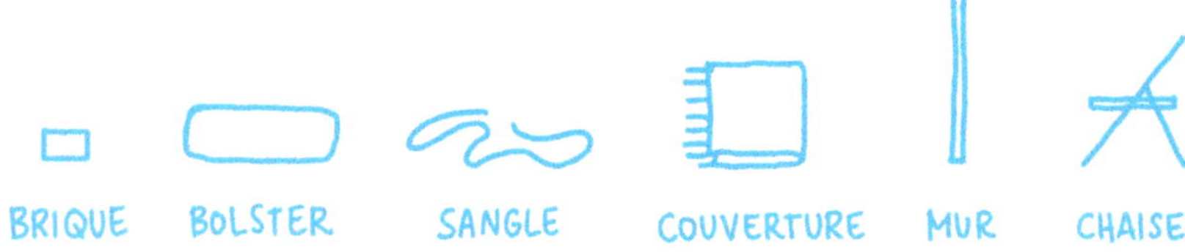

Tous comme nos personnages, les accessoires correspondent à des formes simples. Je dessine souvent les accessoires d'une autre couleur pour les différencier plus facilement du personnage.

BRIQUE

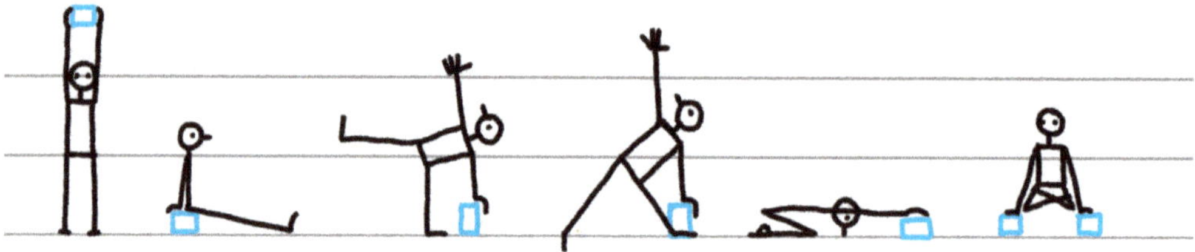

SANGLE

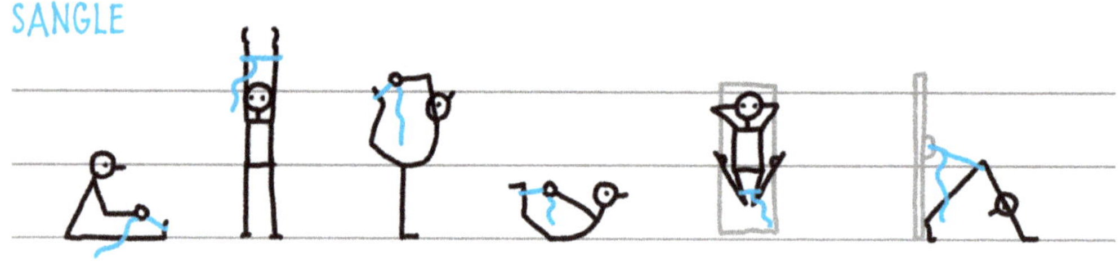

BOLSTER

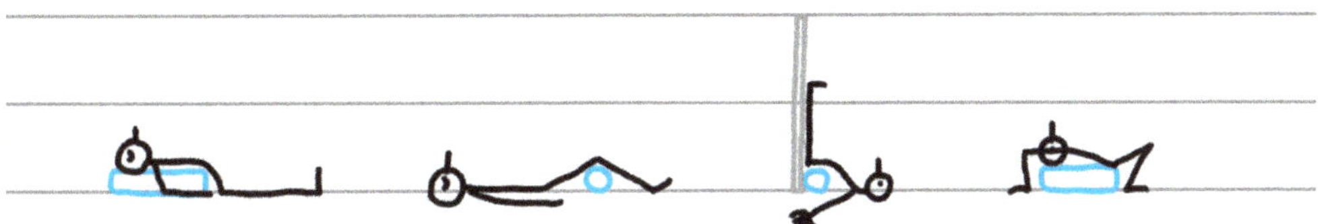

COUVERTURE

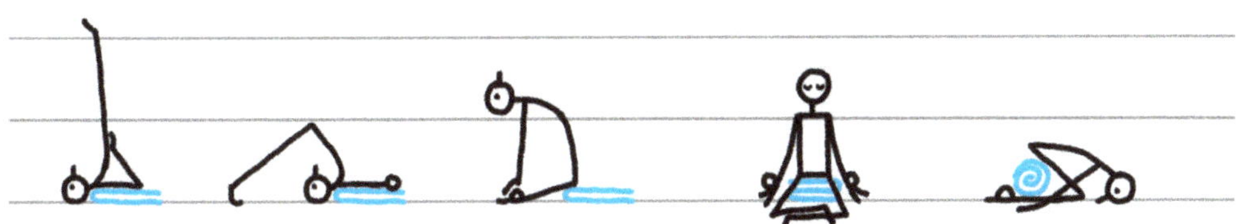

MUR

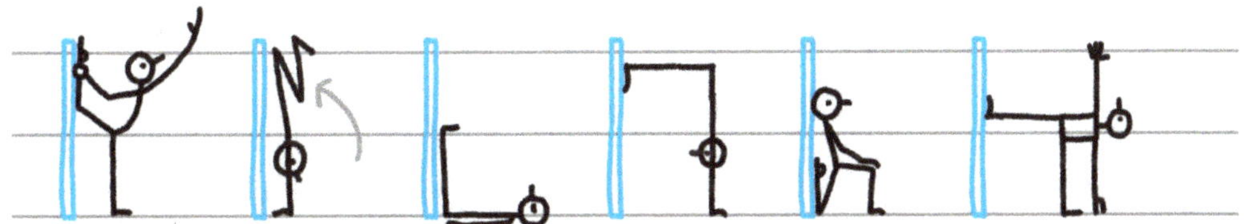

CHAISE

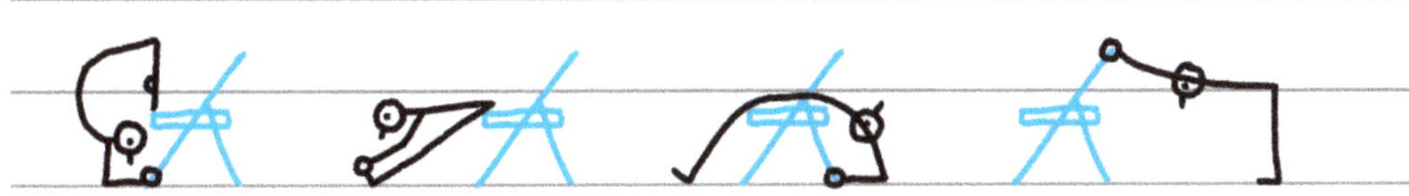

ANNOTATIONS

La plupart du temps, les croquis se passent très bien de longues explications. Mais si vous souhaitez ajouter encore plus de détails (ce à quoi il faut prêter attention au niveau de l'alignement, quel muscle contracter, comment respirer ou sur quoi se concentrer), une courte annotation fait très bien l'affaire.

Entourez la partie du corps sur laquelle porte l'information.

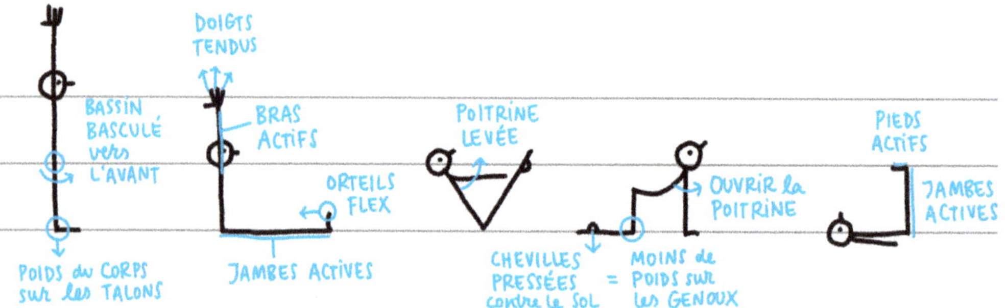

Ajoutez des flèches pour indiquer la contraction ou la torsion d'un muscle.

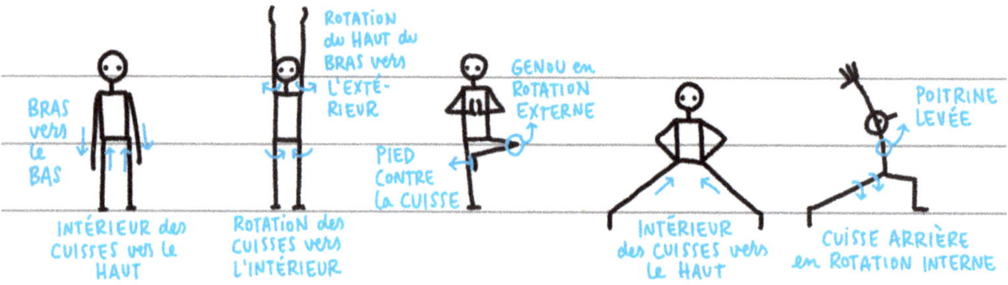

Utilisez des lignes en pointillés pour montrer la direction du regard.

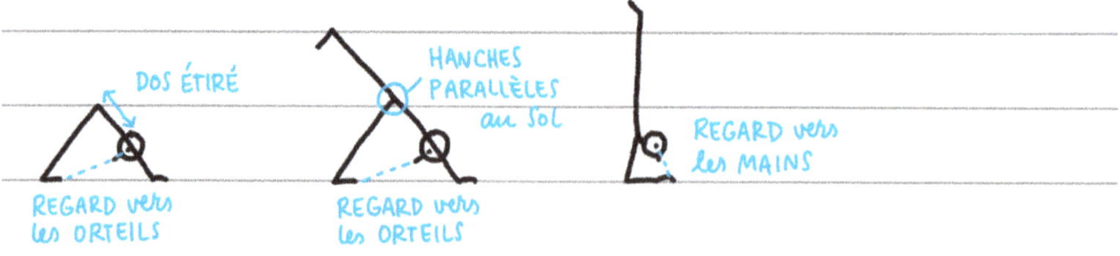

Les notes peuvent servir à décrire la respiration, le nombre
de répétitions ou à préciser combien de temps il faut tenir la
posture.

Vous pouvez aussi noter les indications que vous donnerez
aux participants pendant votre cours ou tout simplement le
nom de l'asana.

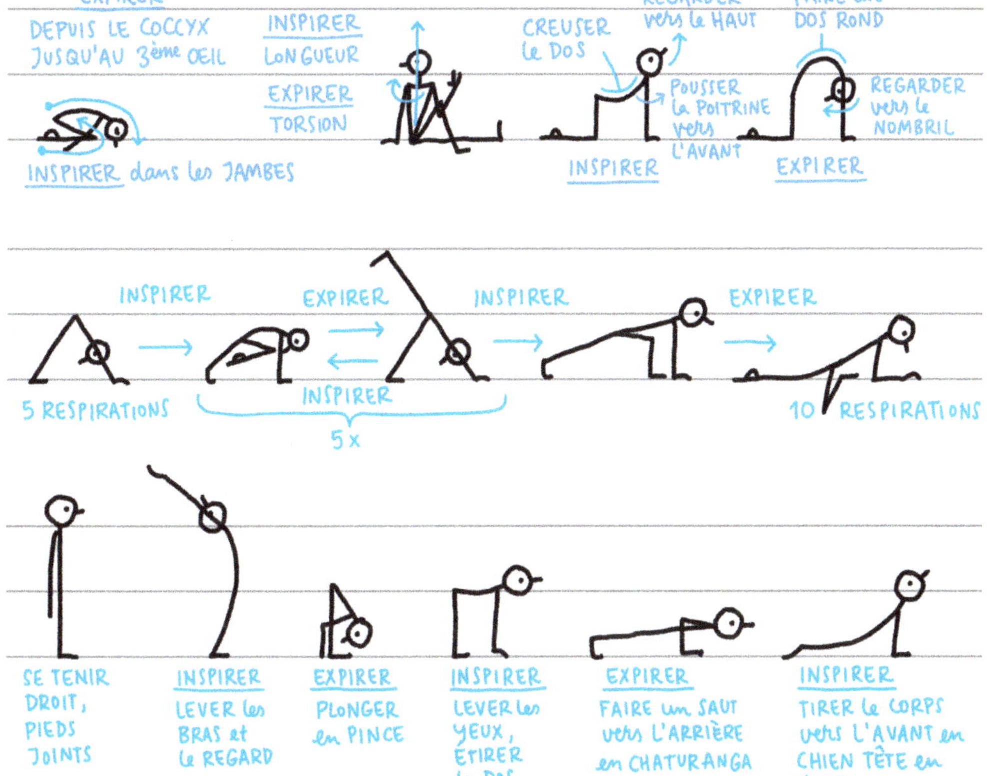

Tous comme pour les mouvements et les accessoires, je
vous conseille d'utiliser un stylo d'une autre couleur pour
annoter vos croquis afin que le résultat soit le plus lisible
possible.

CONCEVOIR DES SÉQUENCES ENTIÈRES

Après avoir appris les bases et vous être exercé à dessiner
des asanas séparés, vous pouvez commencer à les intégrer
dans des séquences complètes.

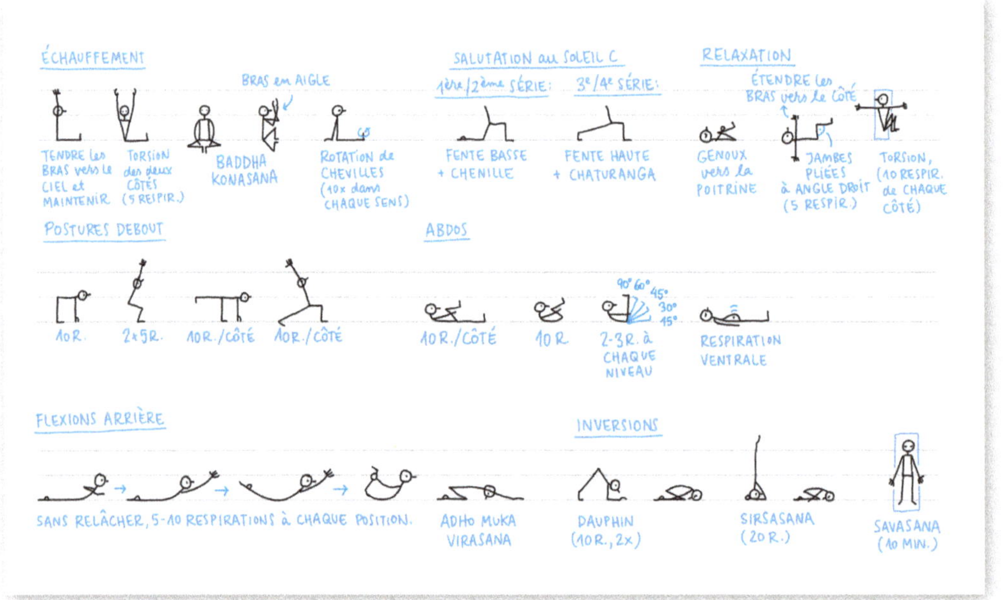

J'aime bien prendre des notes graphiques
de mes séquences préférées sur une
seule page. Ces croquis donnent une vue
d'ensemble et sont parfaits pour pratiquer à
la maison ou en voyage, quand on ne peut
pas utiliser internet pour regarder un cours
en ligne.

Si vous êtes prof de yoga, vous pouvez
planifier vos cours d'une manière visuelle
et noter les enchaînements d'asanas.
Cela permet de mieux se rappeler du
déroulement de la séance et de prévoir une
série équilibrée d'asanas.

Vous pouvez aussi faire des photocopies
de vos notes pour que vos élèves puissent
refaire la séance à la maison ou réaliser des
séquences personnalisées pour des cours
particuliers.

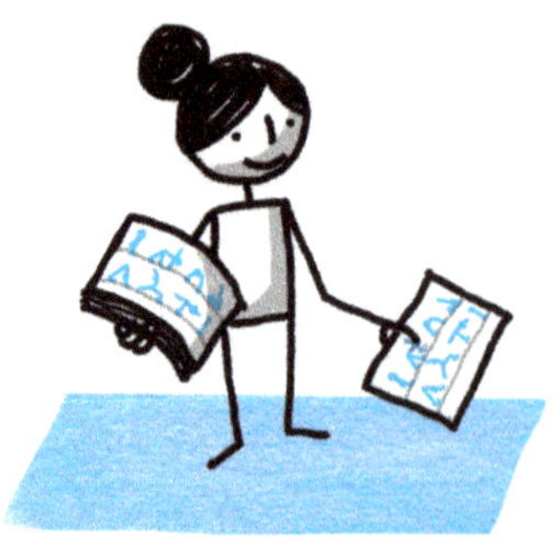

Ce n'est pas très difficile de dessiner une séquence entière. Il vous suffit de dessiner une posture après l'autre. Veillez à laisser suffisamment de place entre les différents asanas afin de pouvoir ensuite ajouter des notes sur le mouvement, l'alignement ou la respiration.

Vous pouvez bien sûr ajouter des notes au fur et à mesure que vous dessinez les asanas, avant de passer à la prochaine posture. Comme cela, vous êtes sûr(e) d'avoir assez de place. Essayez les deux variantes et voyez ce qui vous convient le mieux. En ce qui me concerne, je préfère dessiner d'abord toutes les postures sans m'interrompre et ajouter les annotations dans une seconde étape.

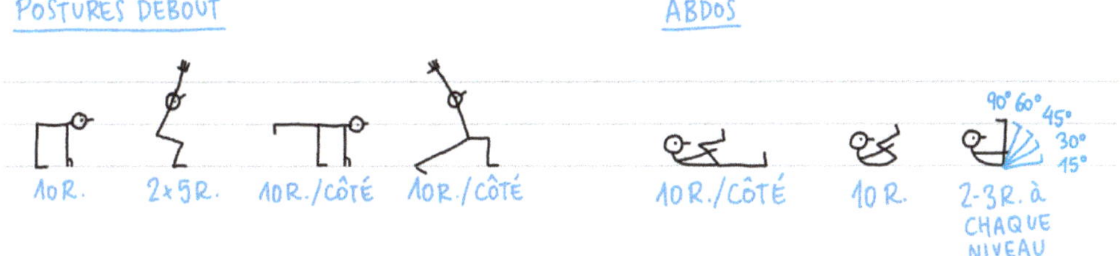

Quand un asana ou toute une partie de séquence est réalisée d'un côté puis de l'autre (par ex. Trikonasana ou la série de guerriers dans Surya Namaskar B), vous

n'avez pas besoin de tout dessiner deux fois. Indiquez simplement la partie à répéter de l'autre côté et s'il faut commencer par le côté droit ou gauche.

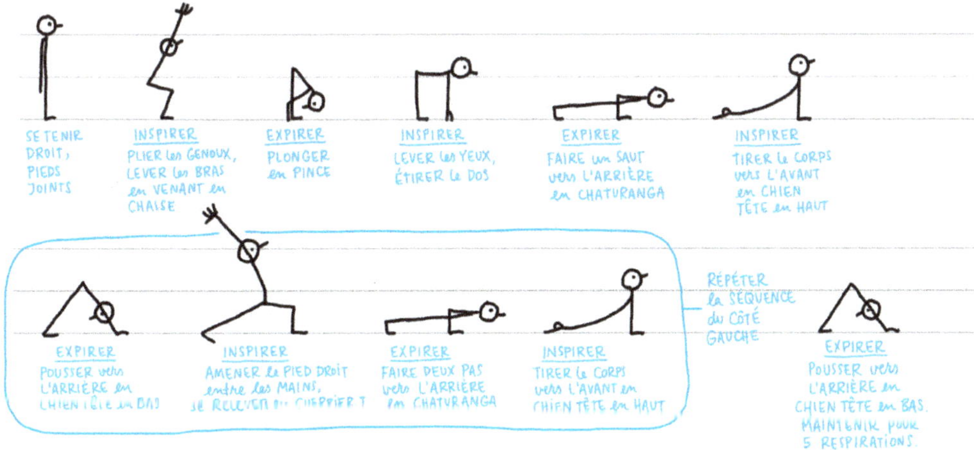

Quand on planifie un nouveau cours, le processus de
création est parfois un peu chaotique. On dessine d'abord
quelques asanas, on en rature certains, on les remplace
par d'autres, puis on rajoute encore quelques éléments et
on change l'ordre dans lequel s'enchaînent les postures, et
c'est ainsi que la séquence prend lentement forme. C'est un
processus de travail parfaitement normal et constructif.

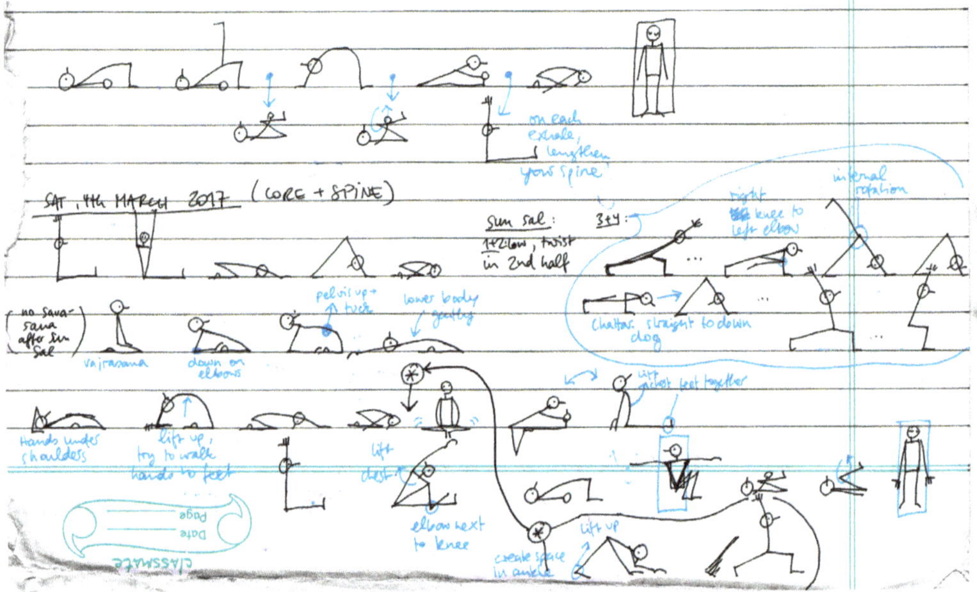

Dès que l'ordre d'enchaînement est clair et vous convient,
il vous suffit de prendre une nouvelle feuille de papier pour
mettre la séquence au propre.

En troisième partie de ce livre, vous trouverez quelques
exemples de séquences pour vous servir d'inspiration (les
trois salutations au soleil et une séance complète d'hatha
yoga).

STYLOS ET PAPIER

Vous n'avez pas besoin de matériel spécial pour vous lancer. Mon mot d'ordre : « Mieux vaut le premier stylo venu que pas de stylo du tout ».

Je vous conseille de tester différents stylos pour voir ce qui vous convient le mieux. Voilà quelques pistes concernant le choix du matériel.

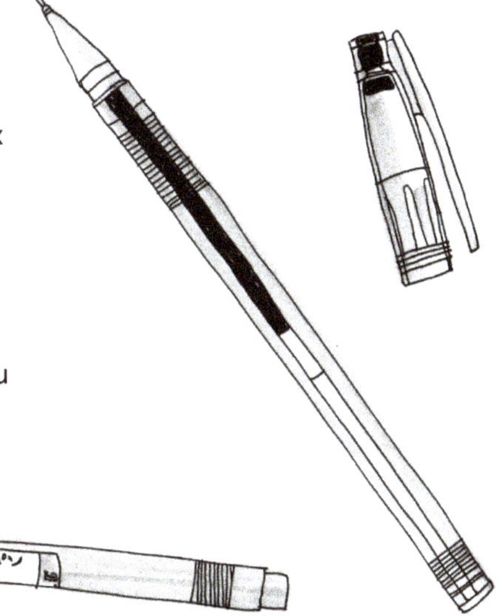

PAS DE GOMME

J'utilise des stylos qui ne se gomment pas. Si j'ai la possibilité de gommer, je pêche par excès de perfectionnisme et je refais chaque ligne plusieurs fois jusqu'à ce qu'elle soit absolument parfaite. Quand je sais que je n'ai pas le choix, j'ai moins de mal à continuer et à me satisfaire de petites imperfections.

Au début, cela peut paraître inconfortable, mais plus vous serez sûr de vous, moins vous aurez de mal à vous lancer sans filet de sécurité.

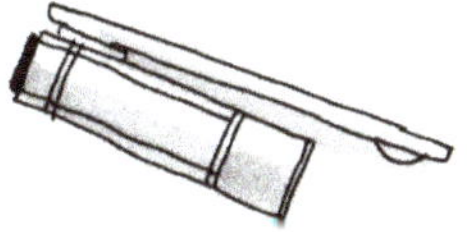

LA BONNE ÉPAISSEUR

L'épaisseur idéale dépend de la taille de vos croquis. Les miens sont relativement petits, c'est pour cela que j'utilise volontiers un marqueur fin ou un stylo-gel. Testez différents stylos pour trouver l'épaisseur qui est la bonne pour vous. Dans le doute, il vaut mieux utiliser un stylo un peu plus fin pour que mêmes les croquis les plus petits et détaillés restent faciles à déchiffrer.

COULEURS

J'utilise volontiers une ou deux couleurs supplémentaires pour les mouvements, les accessoires et les annotations. Le mieux est de prendre des couleurs vives et contrastées qui se distinguent facilement du noir des personnages, mais suffisamment sombres pour qu'elles se voient bien sur une feuille blanche. Mes préférées sont l'orange, le bleu cyan et le vert pomme.

PAPIER

En matière de papier, je ne suis pas
particulièrement difficile. Une simple feuille
A4 fonctionne très bien pour imprimer mes
modèles de feuilles lignées.
Ces derniers existent en plusieurs tailles
et sont téléchargeables gratuitement sur le
lien suivant : templates.yoganotes.net

Vous pouvez aussi utiliser n'importe
quel papier ligné ou carnet de notes. En
dessinant la ligne de base toutes les six
lignes, vous aurez assez de place pour
les asanas et les annotations. Et avec un
peu d'exercice, vous n'aurez bientôt plus
besoin des lignes d'aide pour respecter les
proportions.

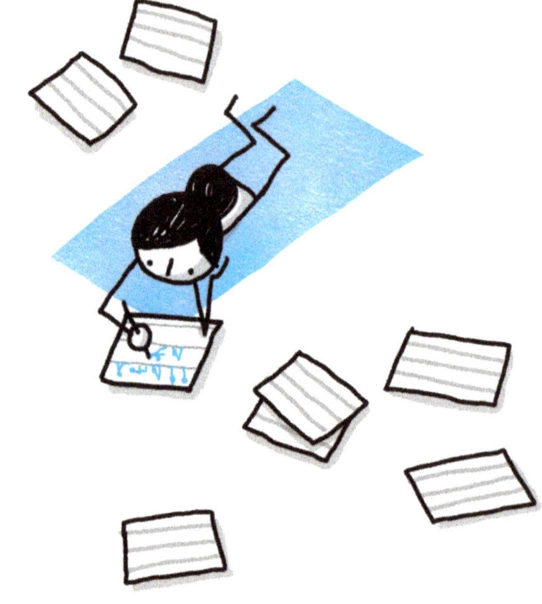

UN DERNIER CONSEIL
SUR LE MATÉRIEL

Même si vous avez un jour un matériel
de prédilection, il ne faudrait pas que cela
devienne la condition sine qua non pour
réaliser des croquis. Le fait de ne pas avoir
sous la main vos stylos préférés ou votre
joli carnet de notes ne devrait pas vous
empêcher de dessiner.

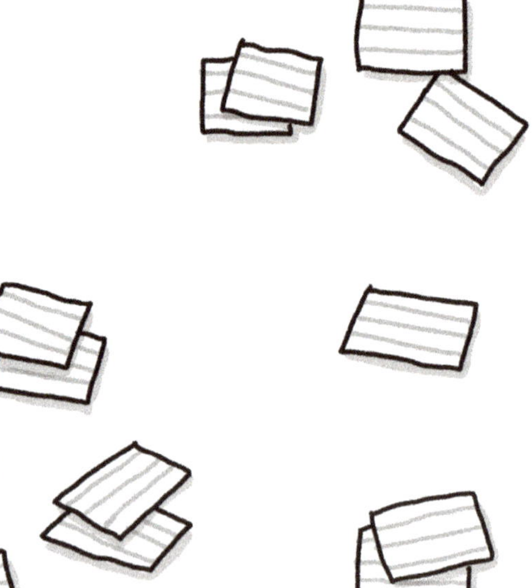

CRÉEZ VOTRE AVATAR YOGI

Après tout ce dur labeur, il est temps de nous amuser un peu. Vous pouvez utiliser tout ce que vous avez appris jusqu'à présent pour créer un petit personnage yogi qui vous ressemble. Un autoportrait au yoga, en quelque sorte.

Choisissez votre asana préféré et faites-en un croquis, mais avec un grand cercle en guise de tête, cette fois-ci. Dessinez ensuite un visage qui vous ressemble : coiffure, mimique, lunettes, bijoux ou – pour certains yogis – barbe.

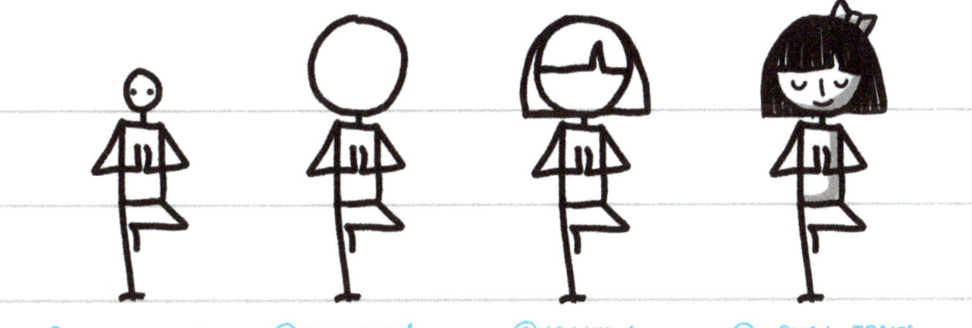

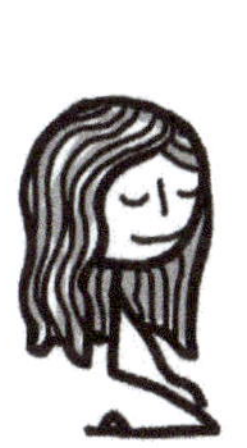
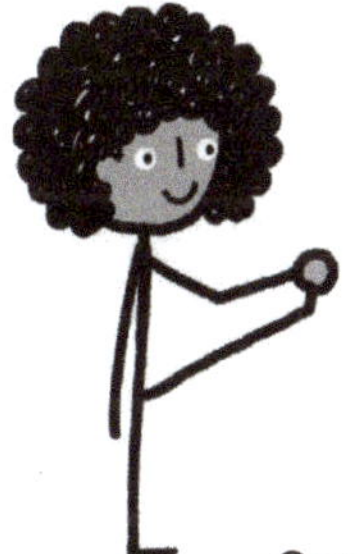
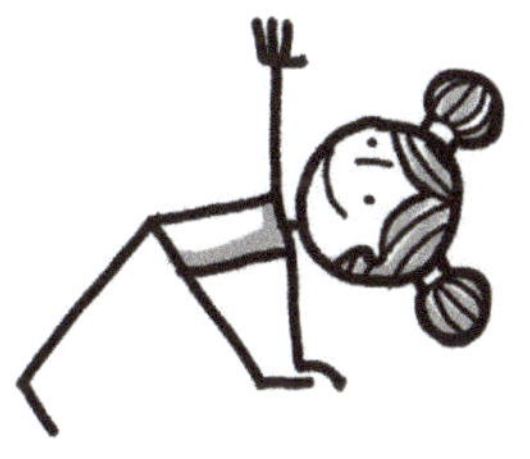
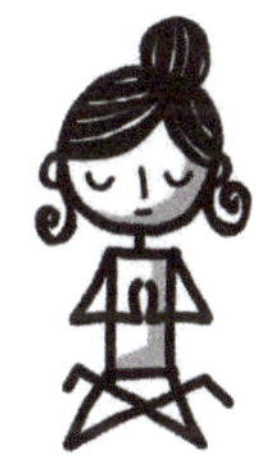

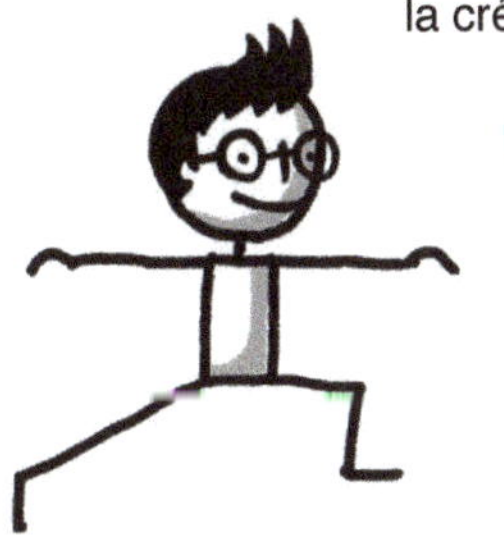

Consultez aussi mon e-book 'Draw your Yoga-Avatar' qui explique pas-à-pas la création de votre avatar yogi.

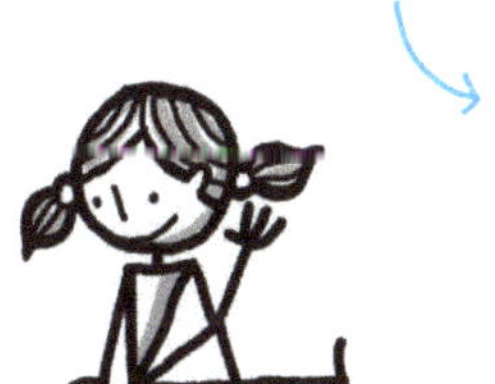

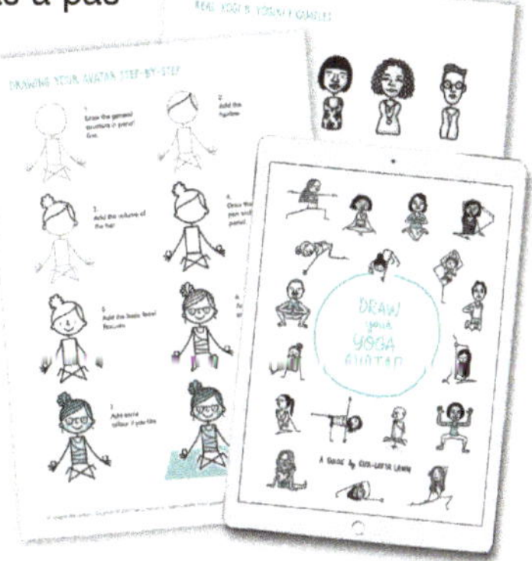

PARTAGEZ VOS DESSINS

Avant d'arriver à la fin de ce premier chapitre et de passer aux descriptions d'asanas pas à pas, je souhaite vous encourager à partager vos dessins.

Quand on apprend quelque chose de nouveau, il peut être utile d'échanger avec d'autres et de leur montrer nos progrès. En partageant nos réflexions, nos idées et notre travail, nous pouvons nous encourager mutuellement à continuer à nous développer et apprendre les uns des autres.

Vos dessins n'ont pas besoin d'être parfaits pour cela. Ils sont très bien comme ils sont. Nous commençons tous de zéro et c'est toujours une source d'inspiration de suivre le chemin que d'autres parcourent. Si vous en avez envie, je vous invite donc à partager vos dessins dans cette démarche d'apprentissage et d'épanouissement mutuels.

Si vous postez vos dessins sur Instagram, vous pouvez utiliser le hashtag #yoganotes. Vous pouvez aussi me marquer directement (@yoga.notes ou @evalottchen) pour que je puisse trouver votre travail. J'ai hâte de voir vos croquis.

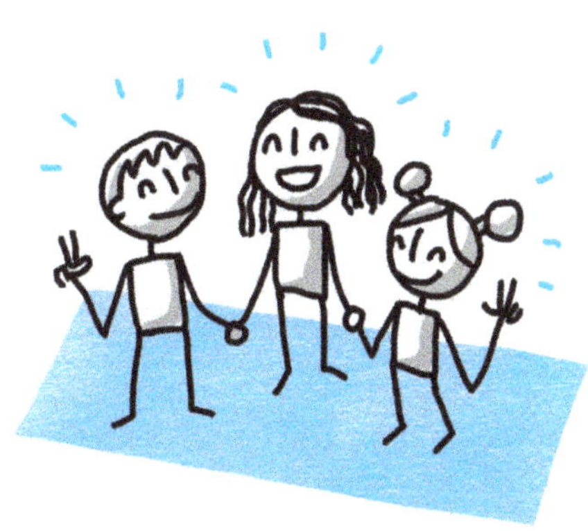

REJOIGNEZ LA COMMUNAUTÉ YOGANOTES

Hashtag : #yoganotes
Instagram : @yoga.notes
Facebook : sketchyoganotes
Web : www.yoganotes.net/fr

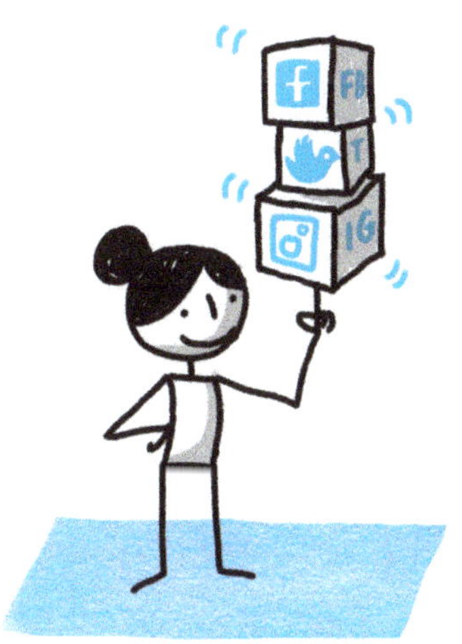

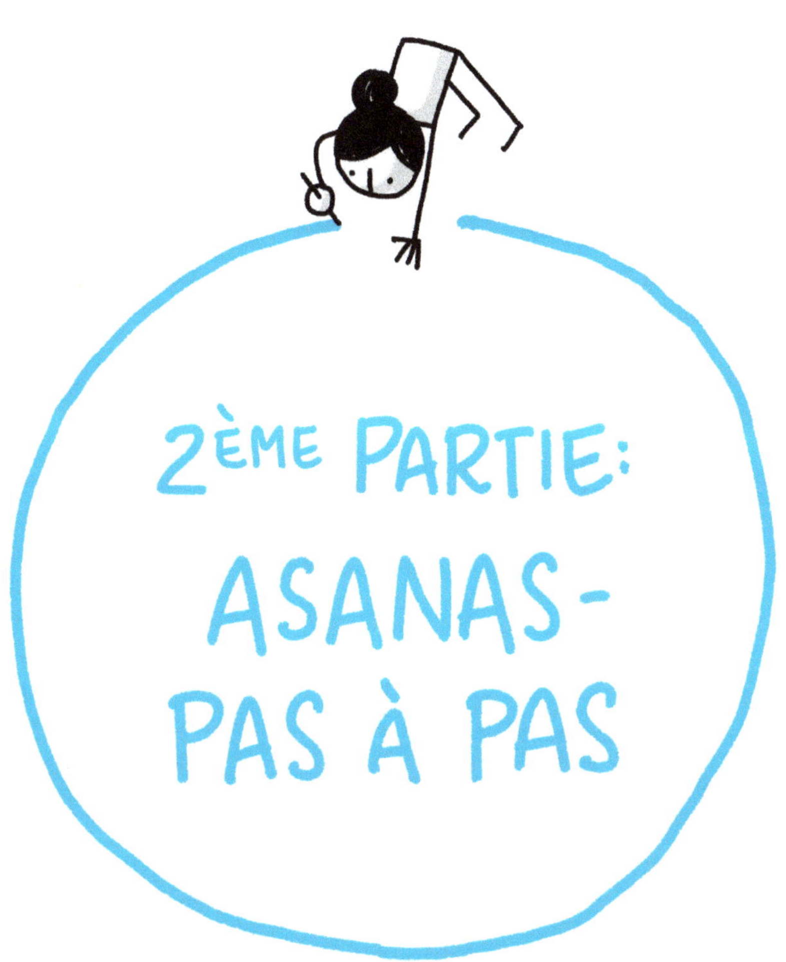
2ÈME PARTIE:
ASANAS-
PAS À PAS

ASANAS – PAS À PAS

Dans ce chapitre, vous trouverez des explications pour dessiner pas à pas plus de 80 asanas et leurs variantes ainsi que leurs étapes de préparation et postures apparentées.

Chaque page commence par le nom de la posture en sanskrit et en français. À droite se trouvent des mots-clés décrivant les asanas.

Vous trouverez ensuite un croquis de grande taille montrant tous les détails de la posture.

Ensuite, une explication pas à pas permet de comprendre comment construire le croquis de la posture et de vous lancer trait à trait.

En bas de page, vous avez suffisamment de place pour vous exercer plusieurs fois à dessiner l'asana. Si vous n'avez plus de place, vous pouvez tout simplement imprimer plusieurs modèles de pages lignées (voir p. 34) et continuer à vous entraîner jusqu'à maîtriser parfaitement chaque asana.

La dernière section de la page vous montre les variantes et postures apparentées. Pour certains asanas, vous y retrouverez aussi les étapes de préparation pour réaliser correctement la posture.

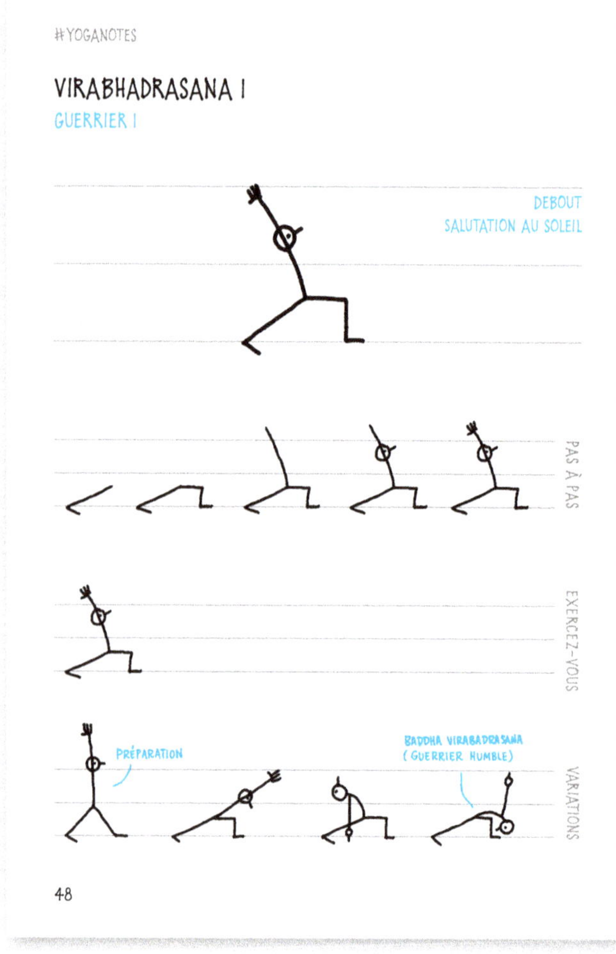

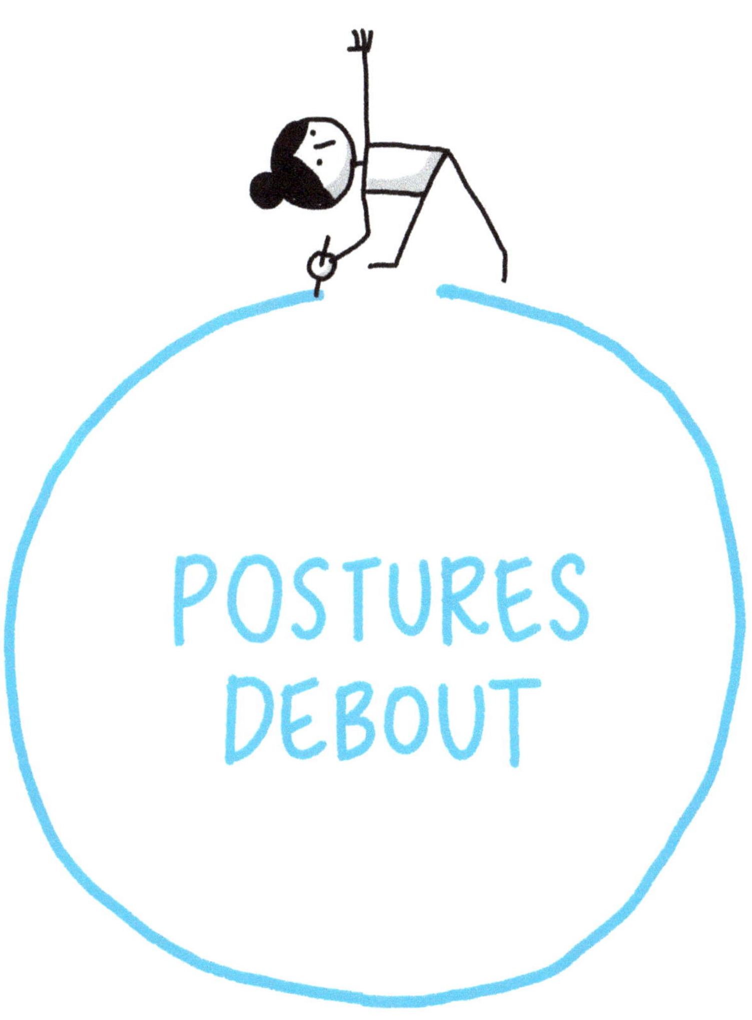
POSTURES
DEBOUT

TADASANA

MONTAGNE

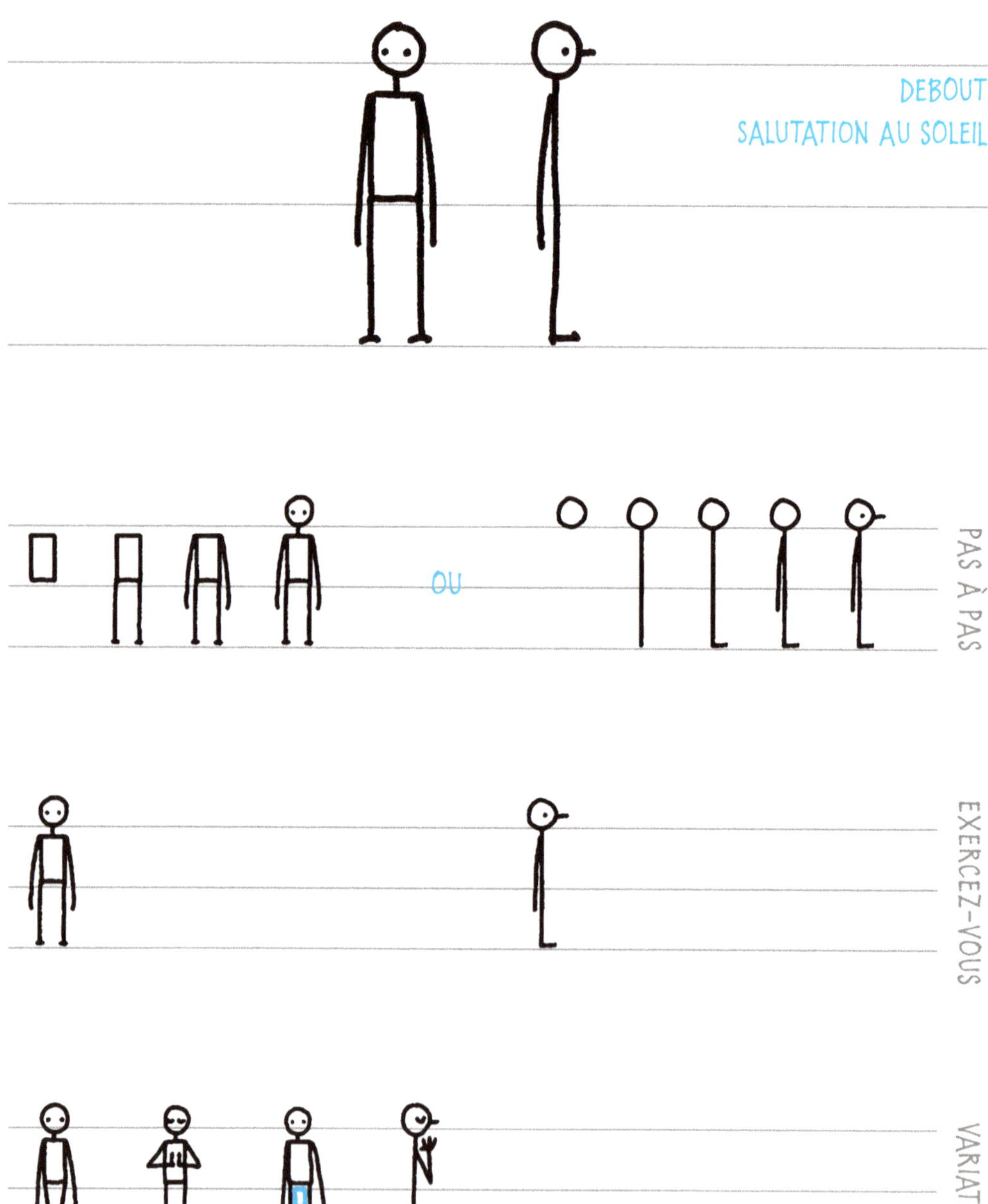

URDHVA HASTASANA

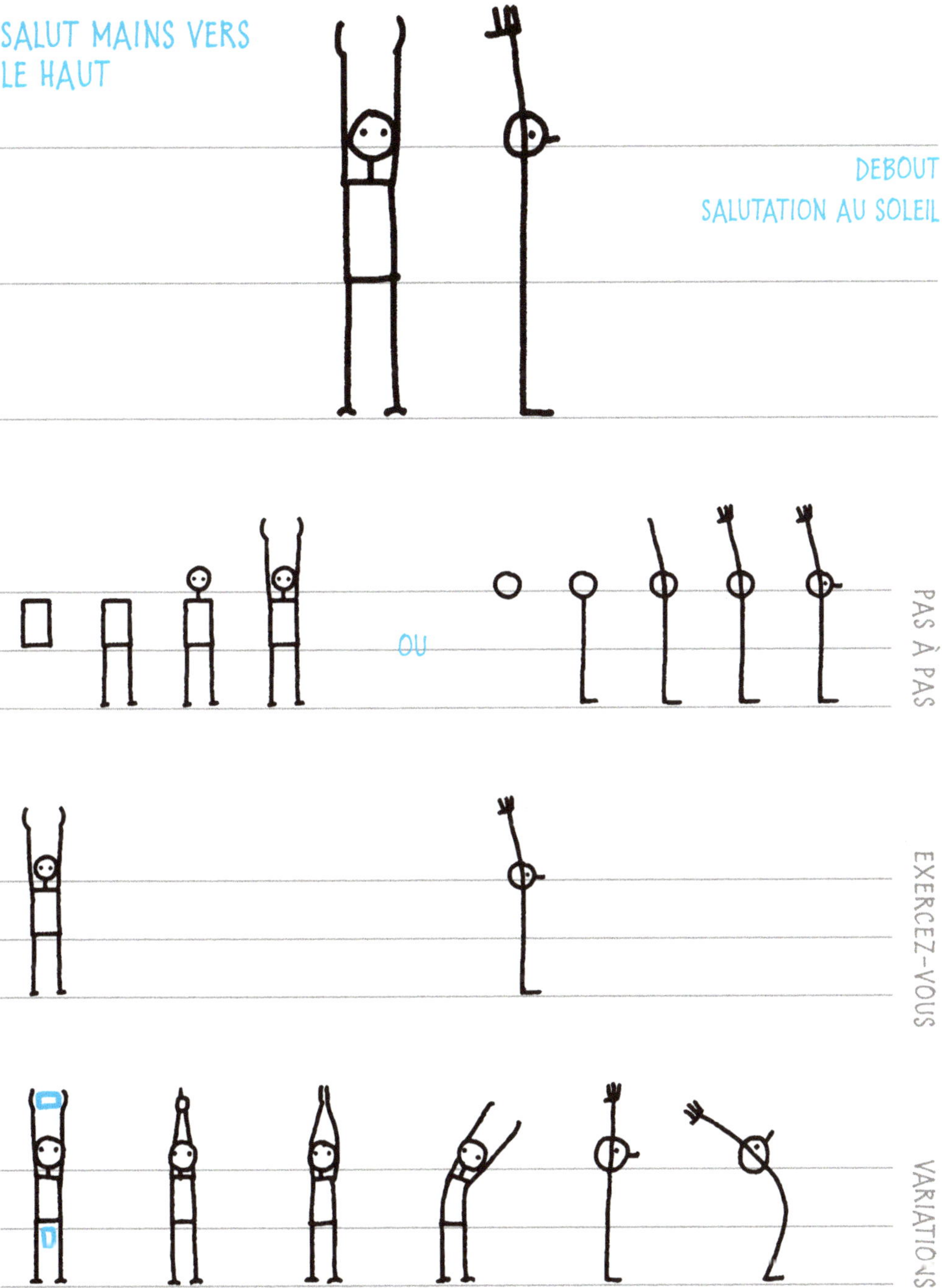

UTTANASANA

PINCE DEBOUT

DEBOUT
SALUTATION AU SOLEIL
FLEXION AVANT

PAS À PAS

EXERCEZ-VOUS

VARIATIONS

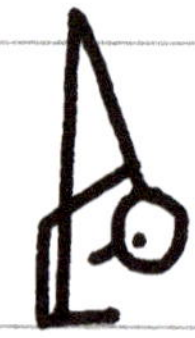

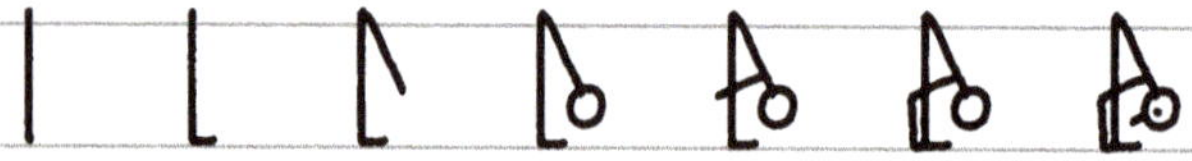

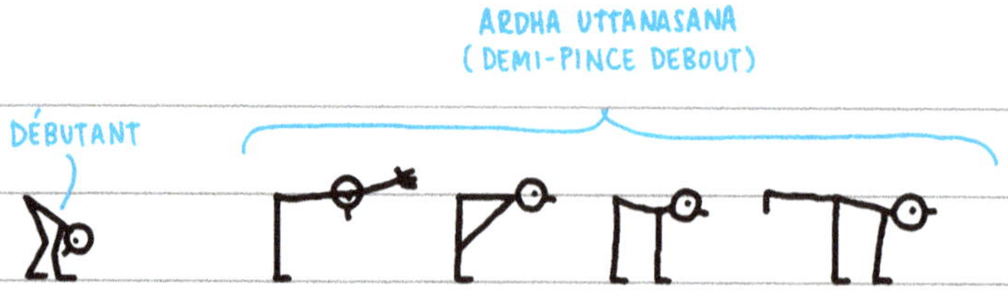

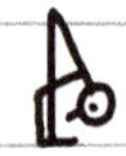

ASHWA SANCHALANASANA

FENTE BASSE

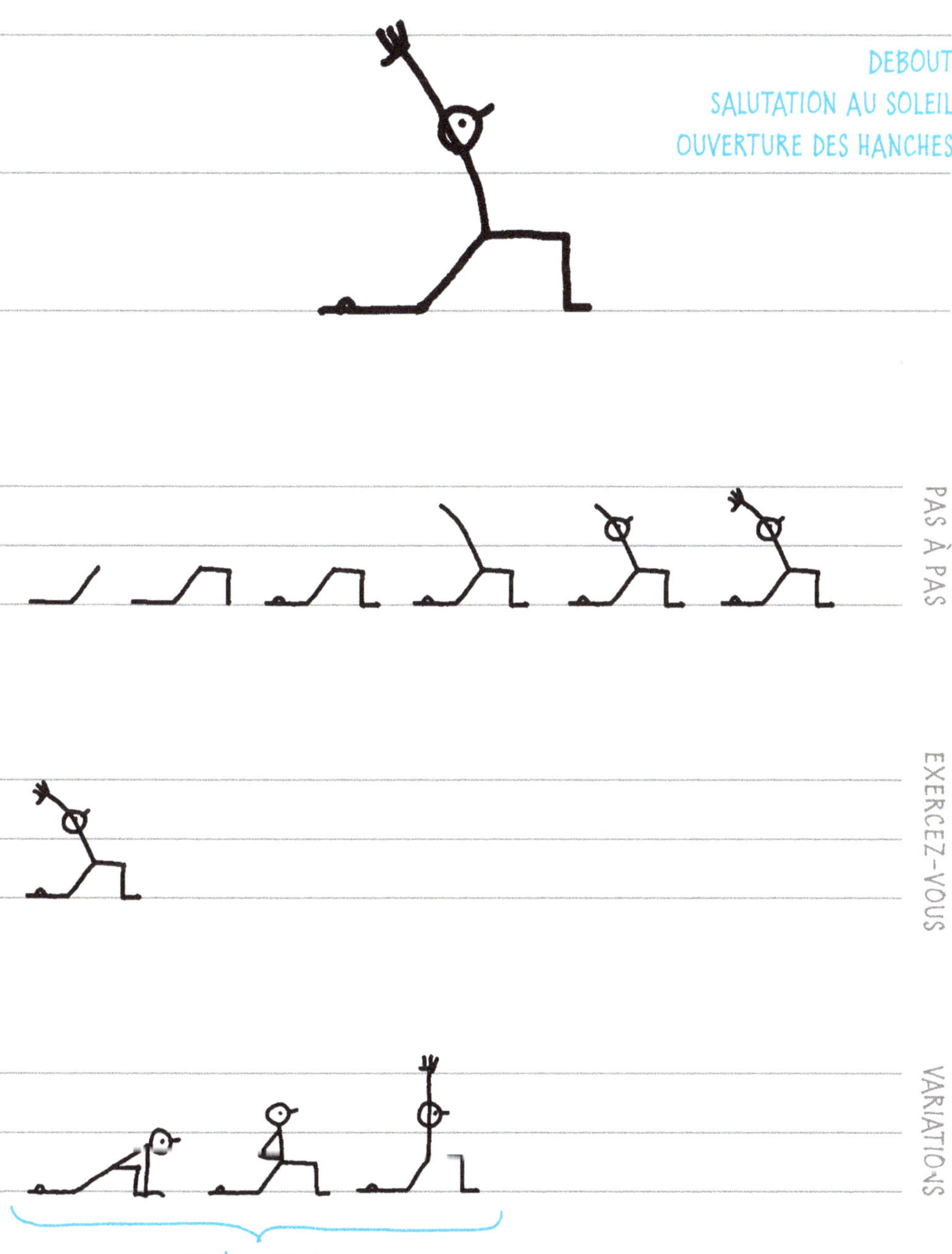

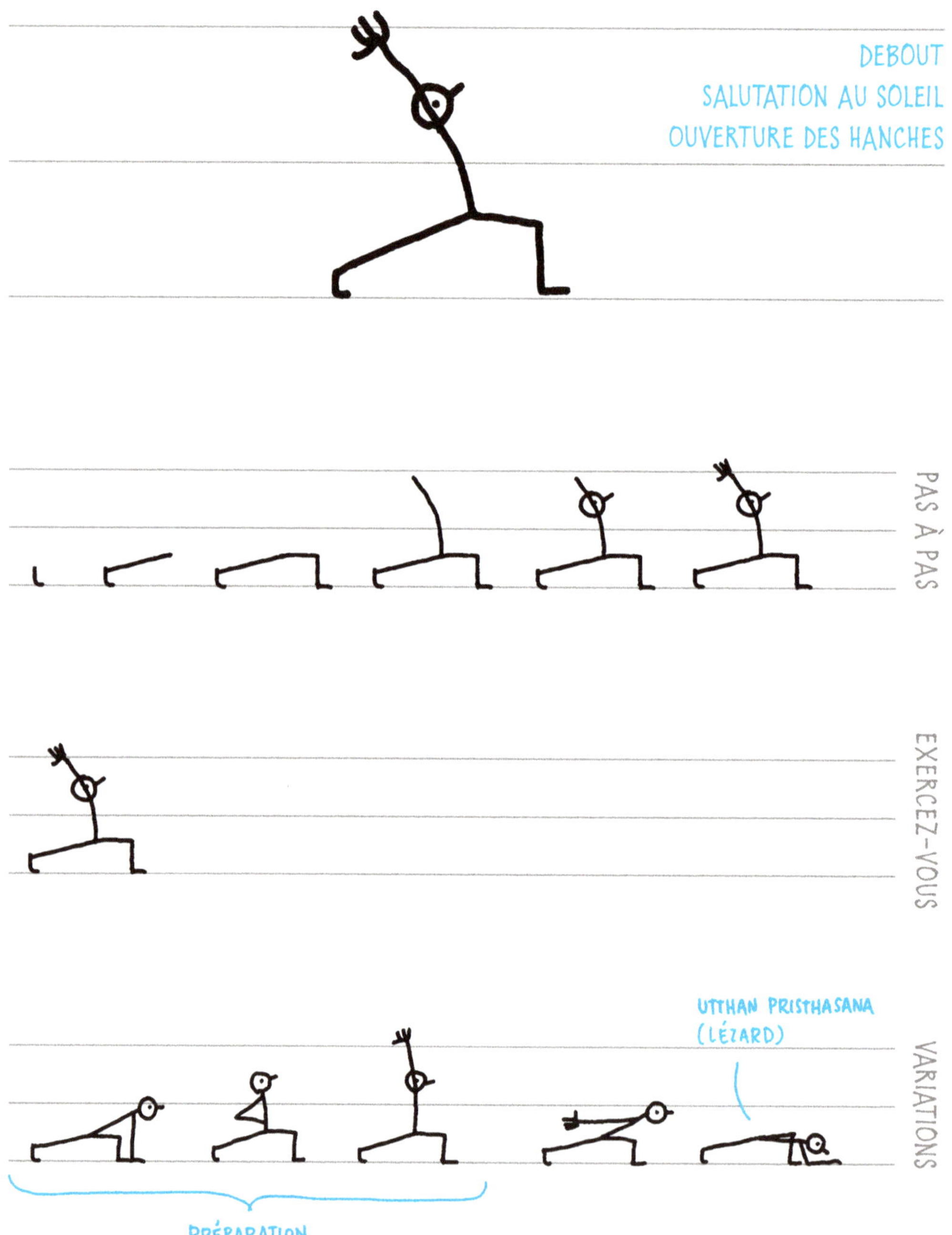

UTTHITA ASHWA SANCHALANASANA

ADHO MUKHA SVANASANA

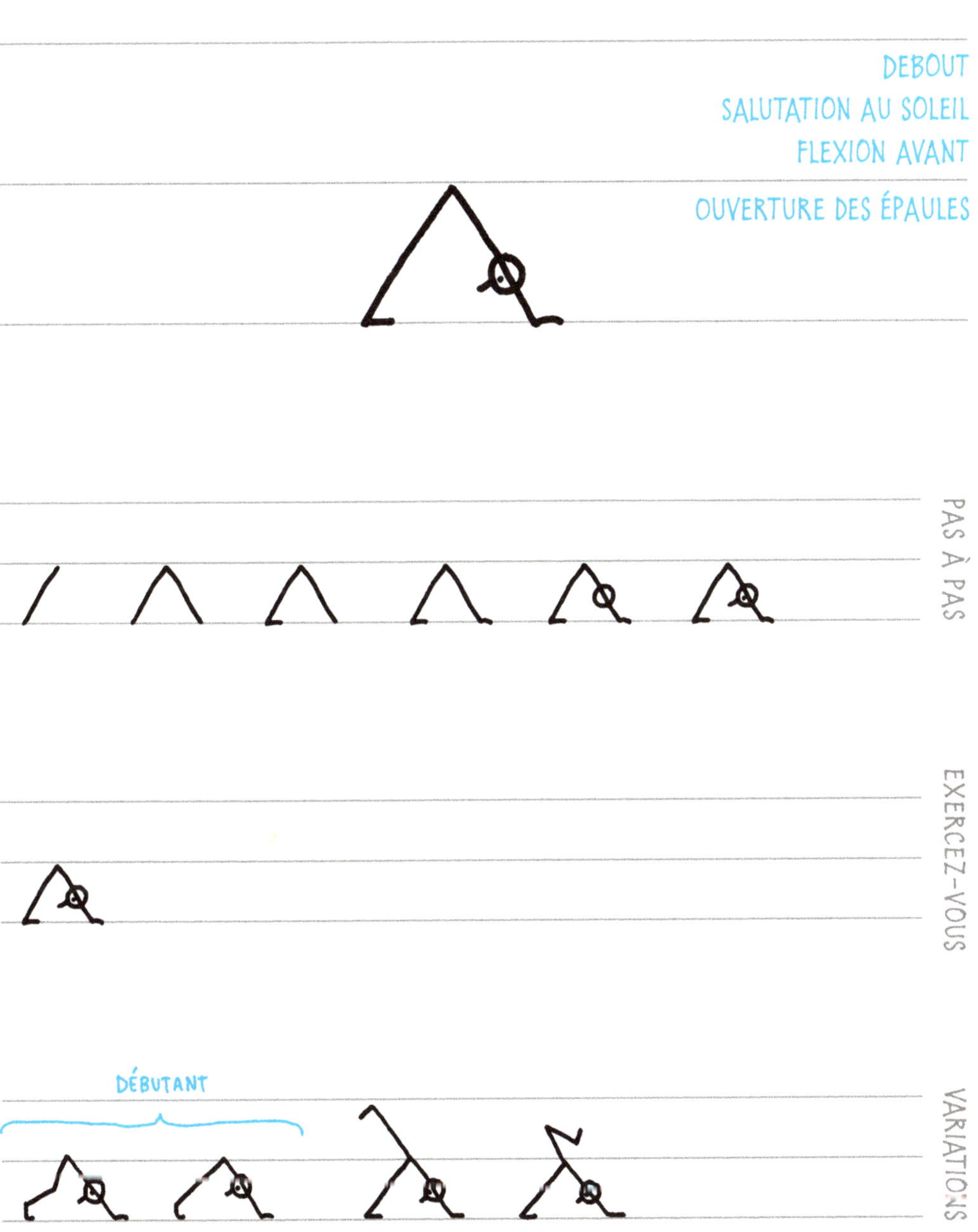

VIRABHADRASANA I

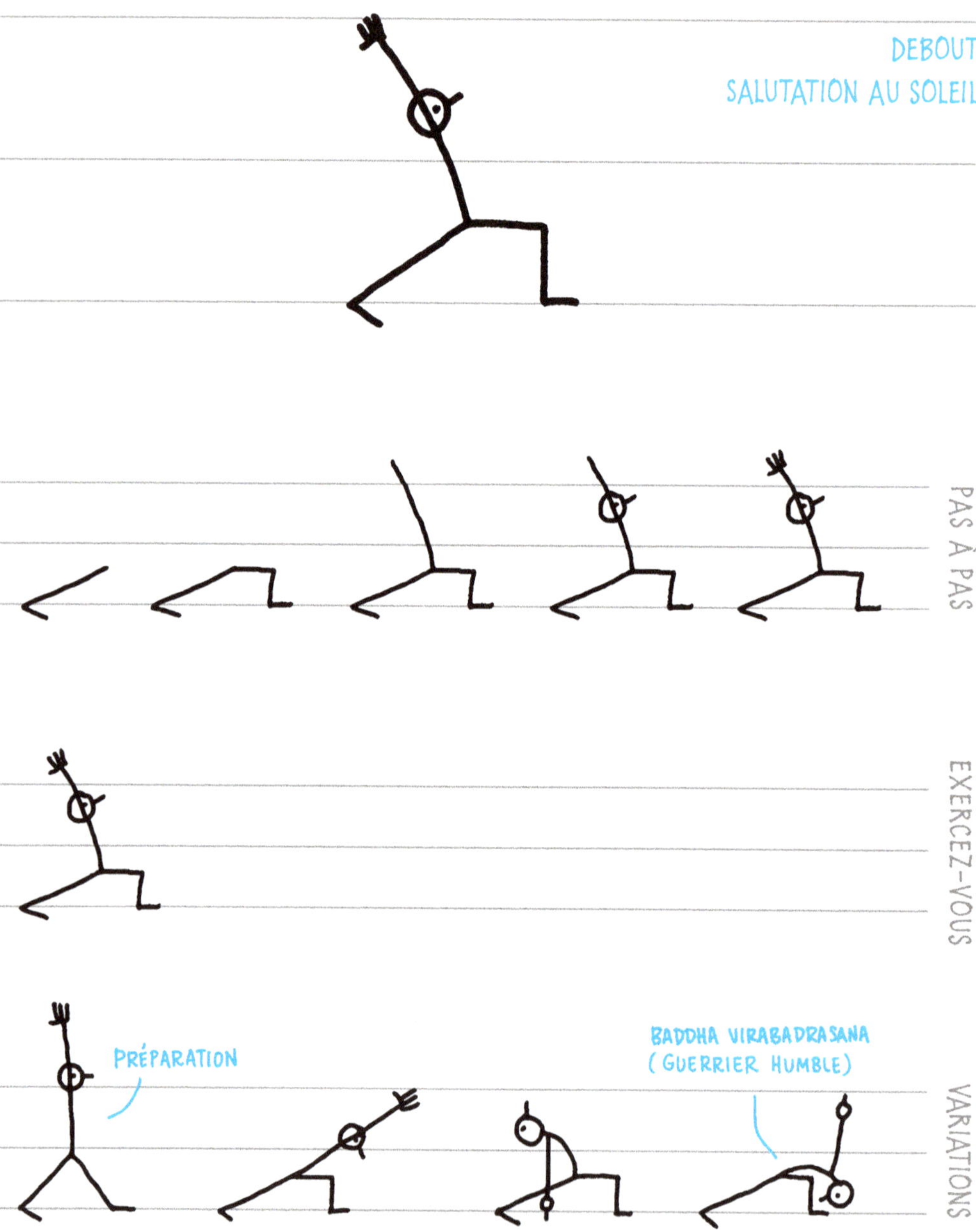

VIRABHADRASANA II

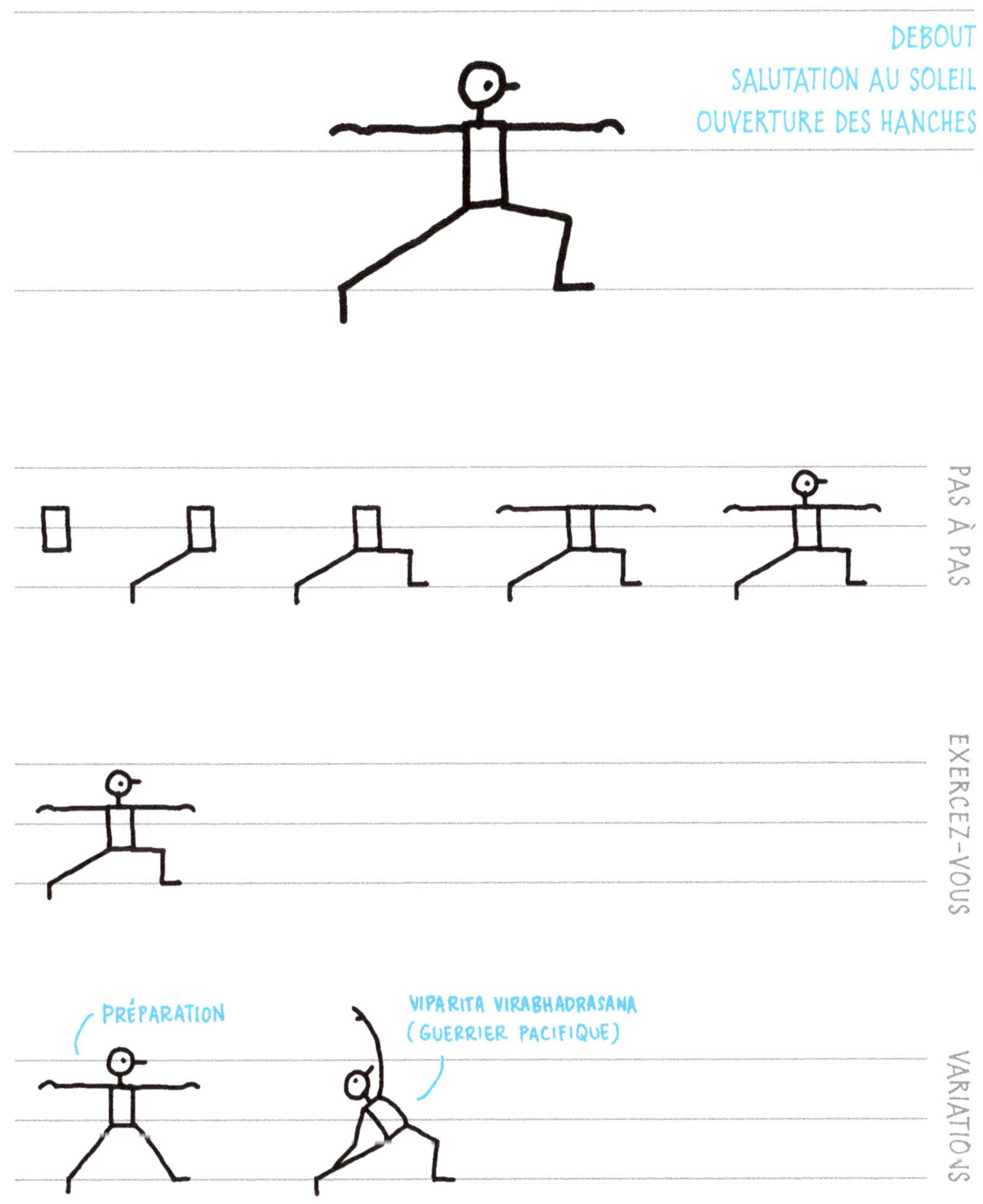

VIRABHADRASANA III
GUERRIER III

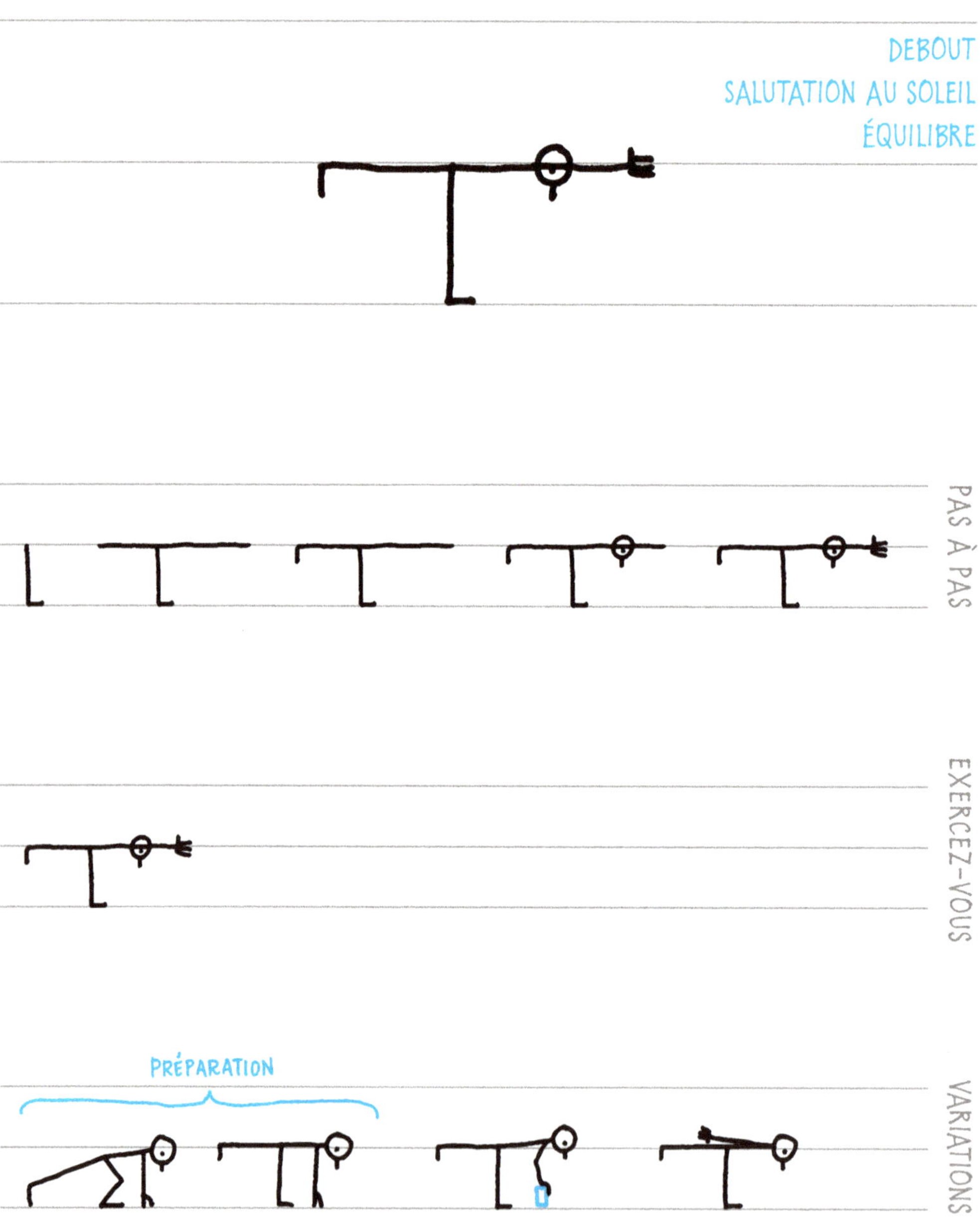

UTTHITA PARSVAKONASANA

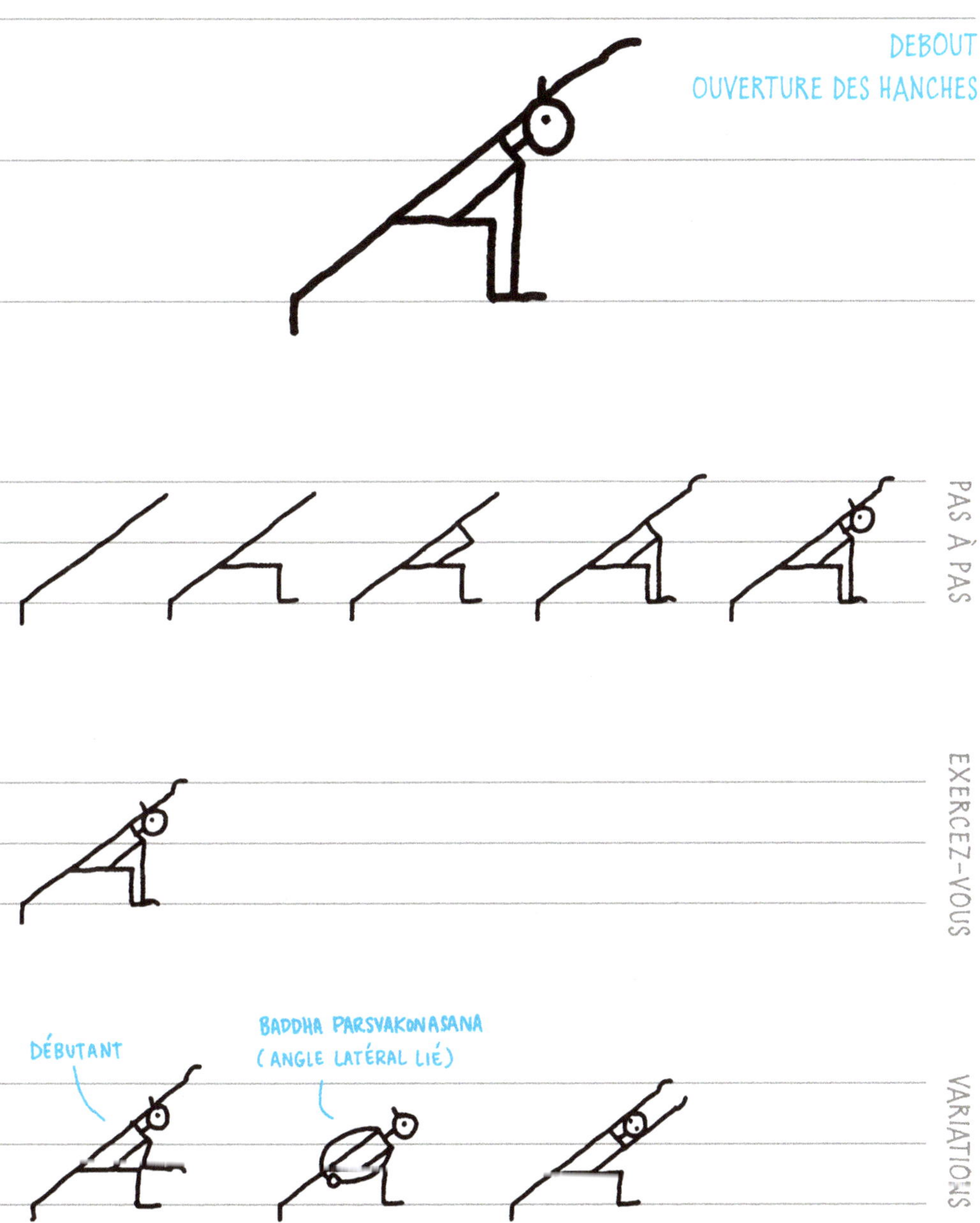

PARIVRTTA PARSVAKONASANA

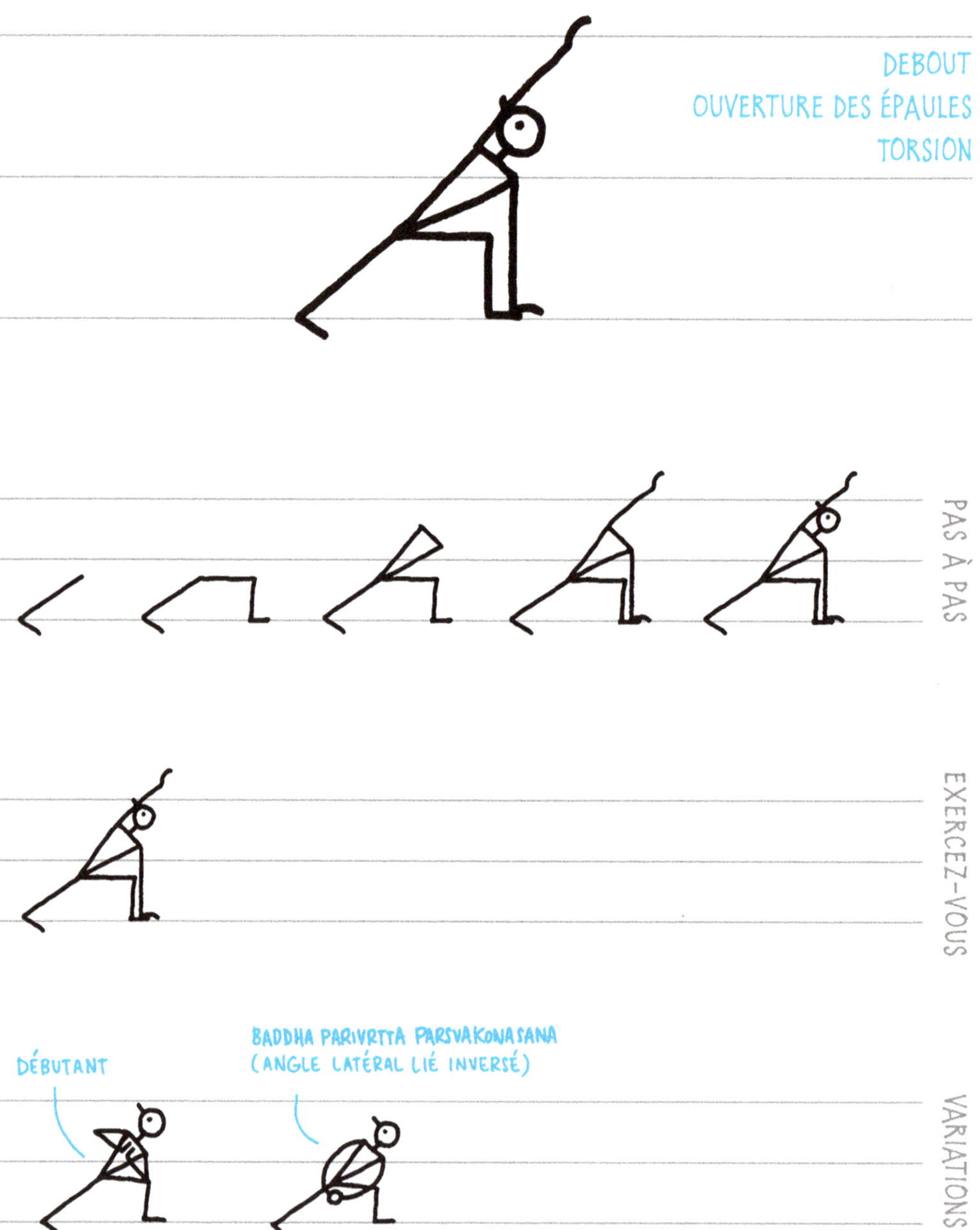

SVARGA DVIJASANA

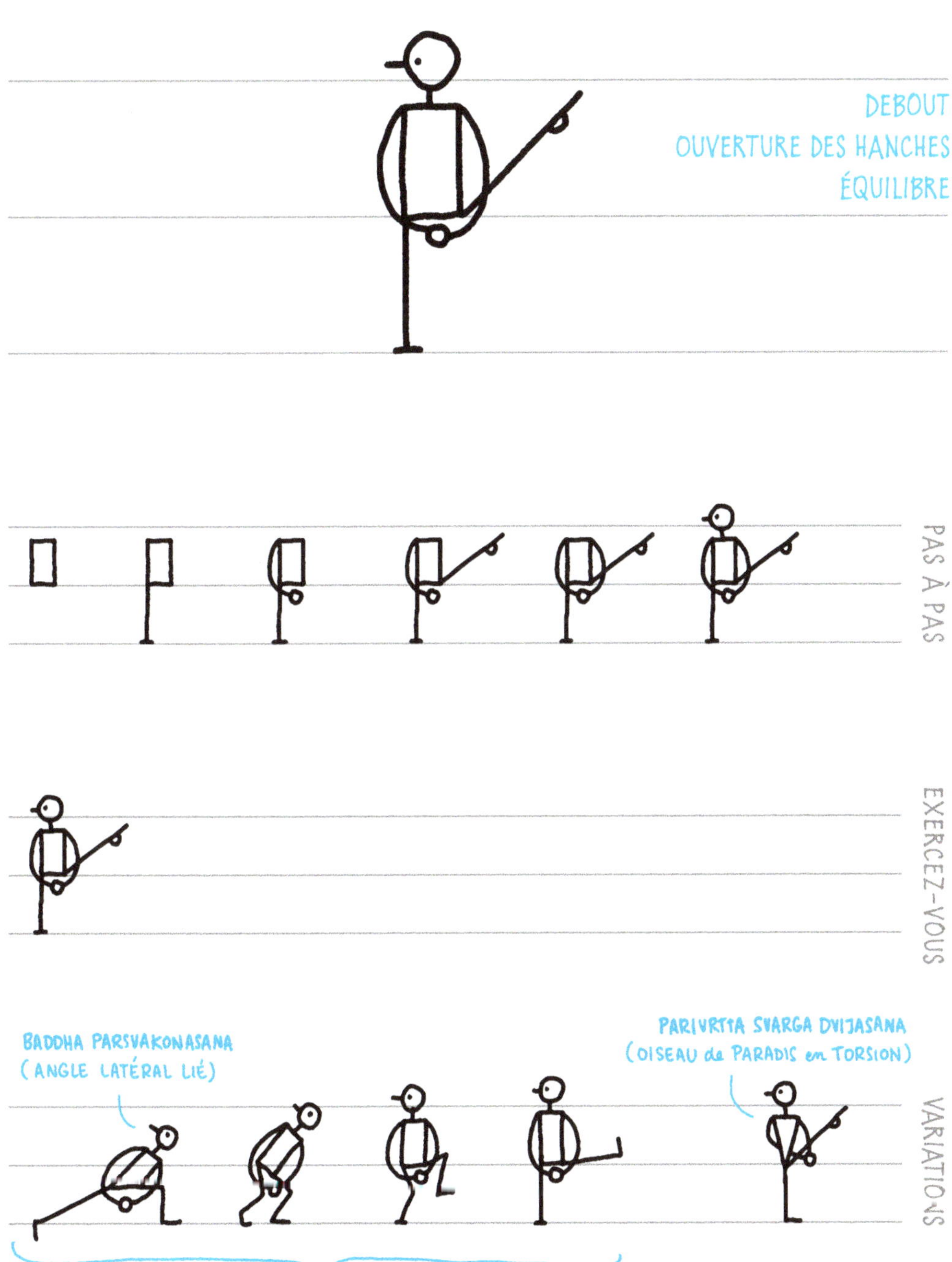

TRIKONASANA

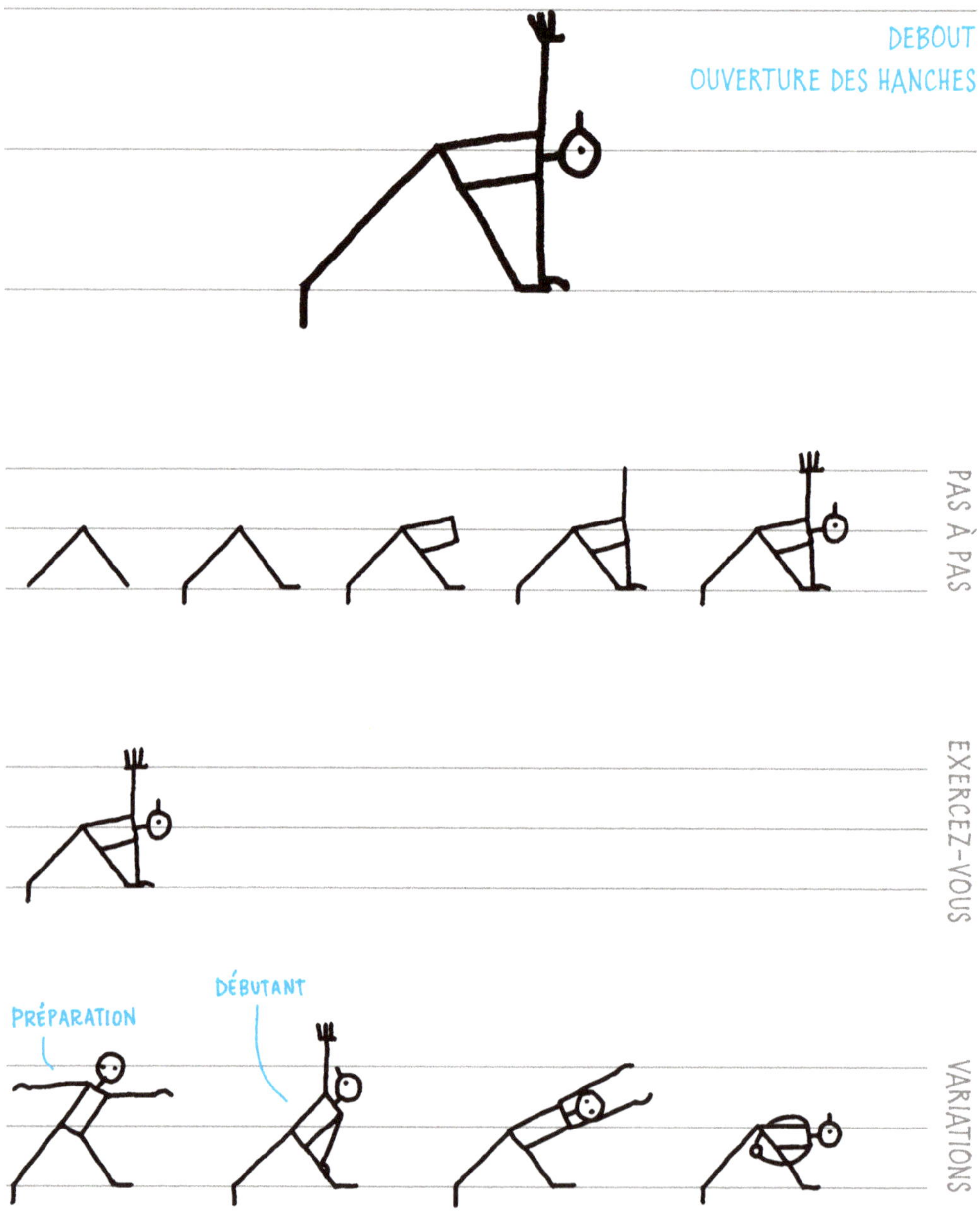

PARIVRTTA TRIKONASANA

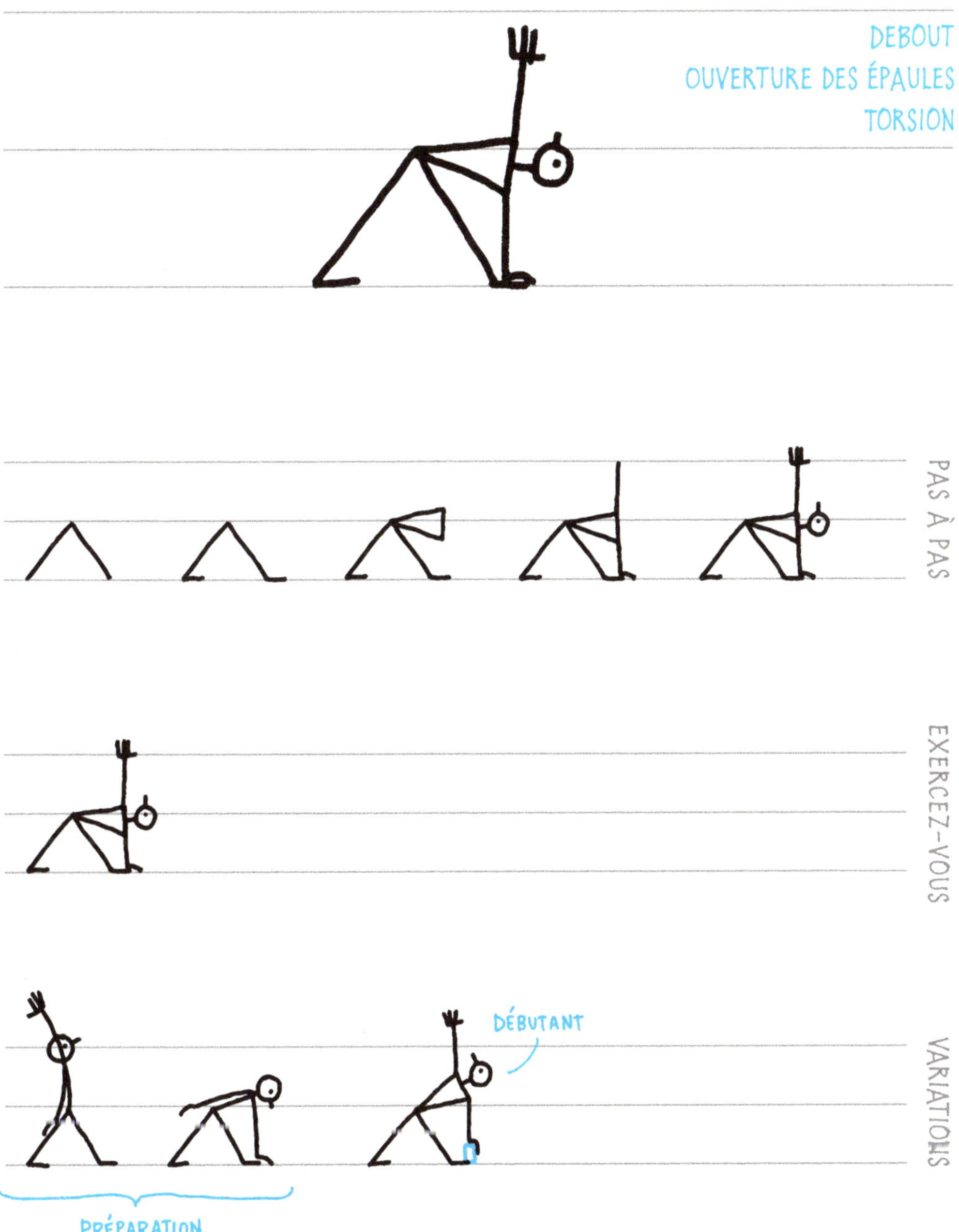

PRASARITA PADOTTANASANA

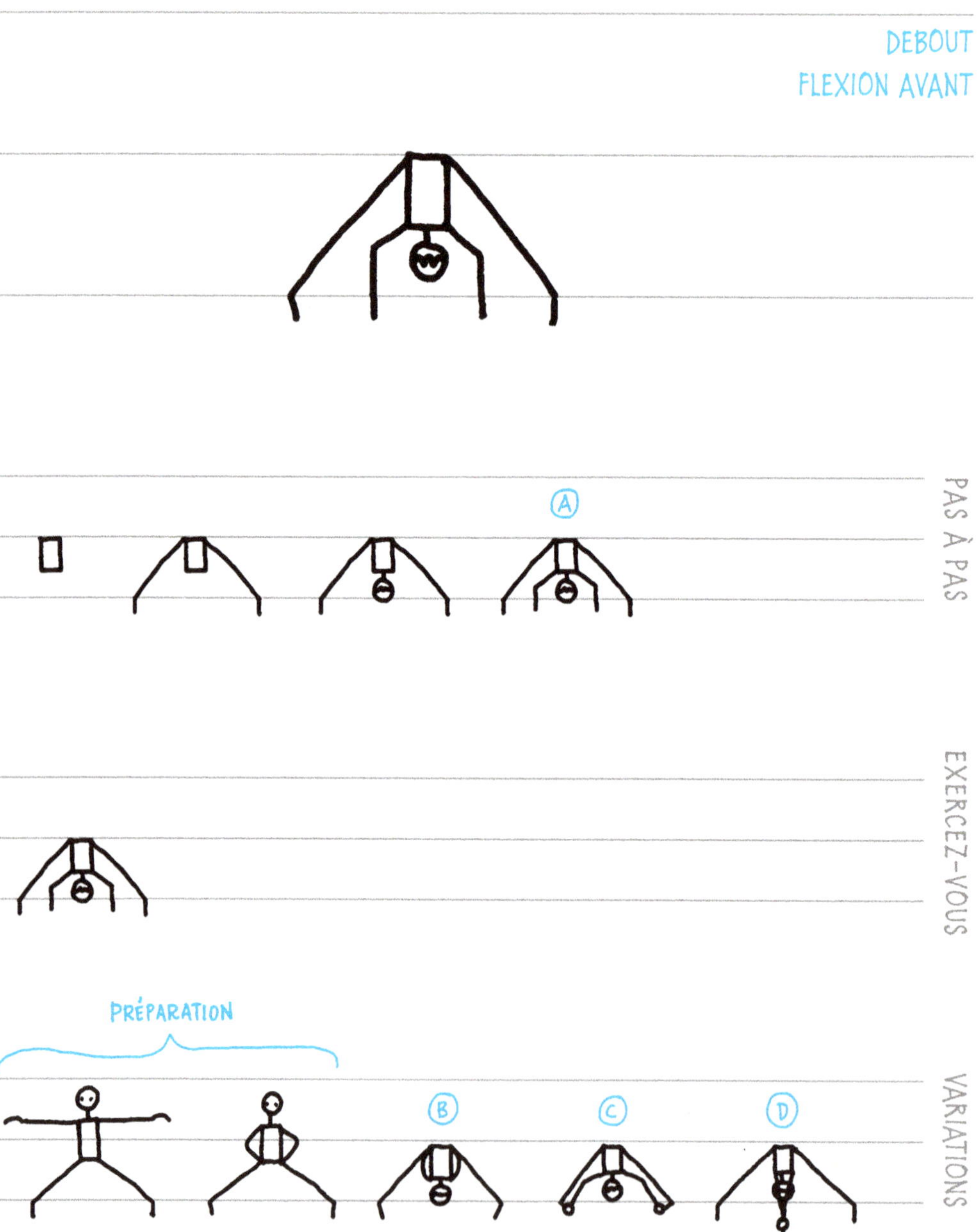

PARSVOTTANASANA

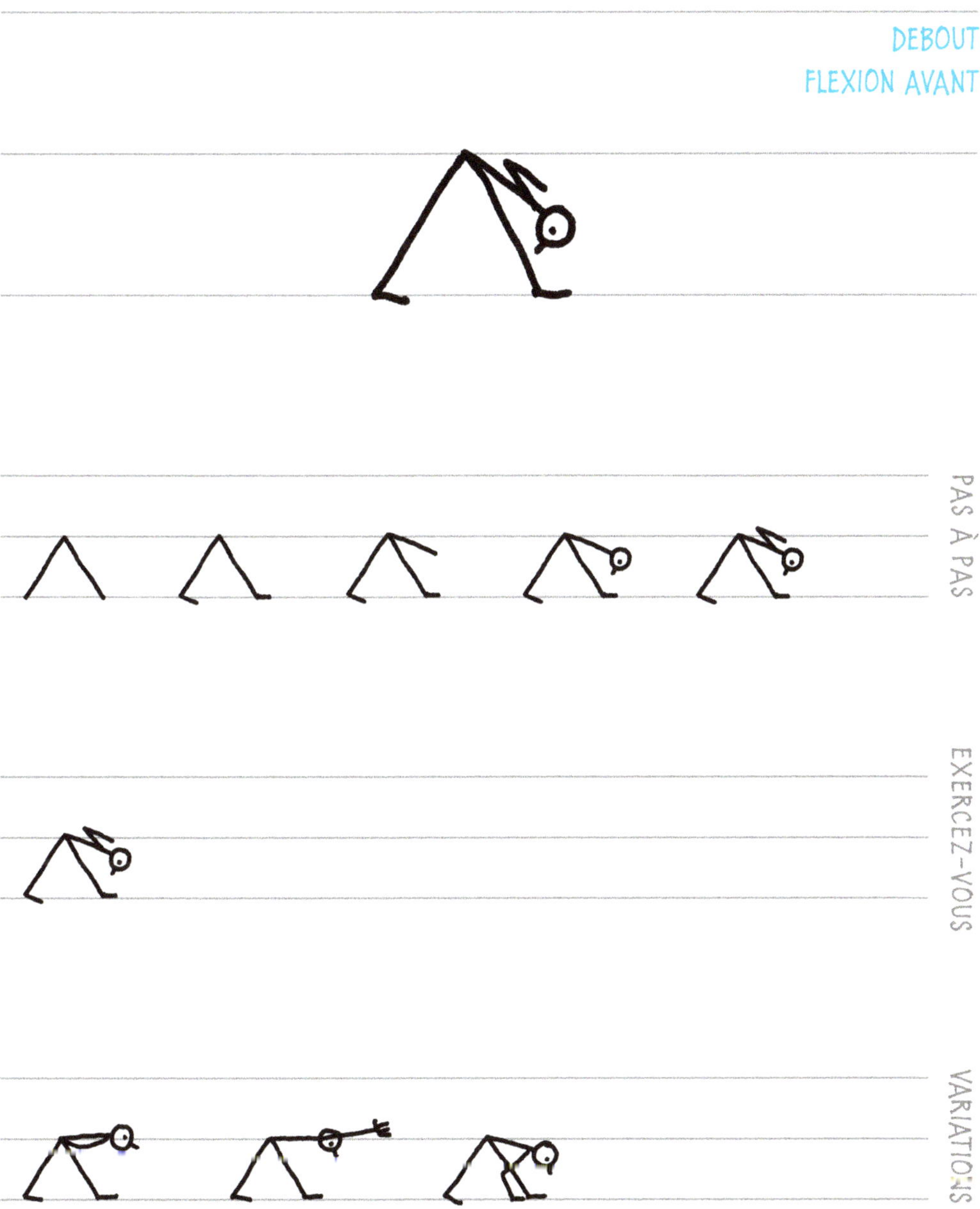

ARDHA CHANDRASANA

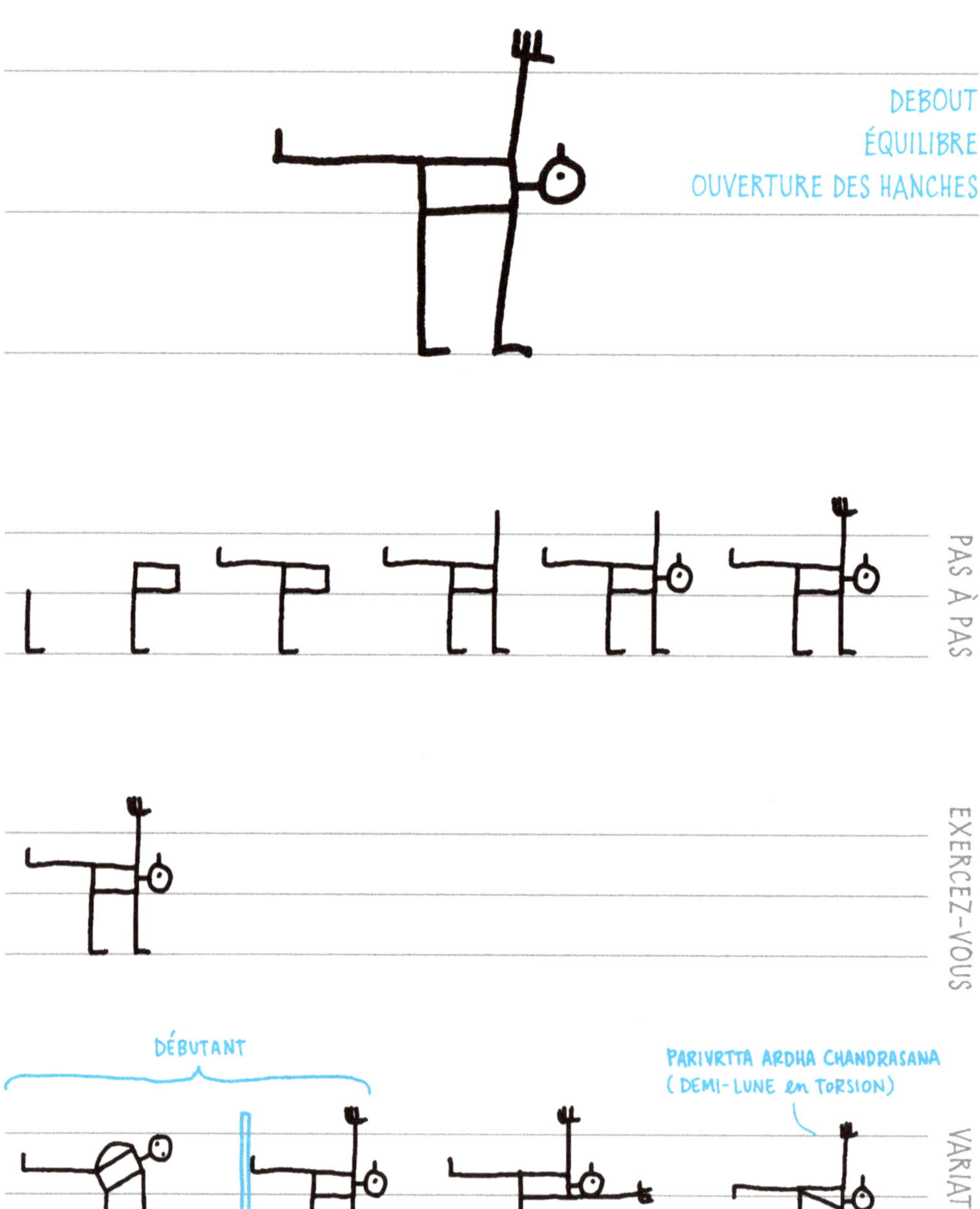

URDHVA PRASARITA EKA PADASANA

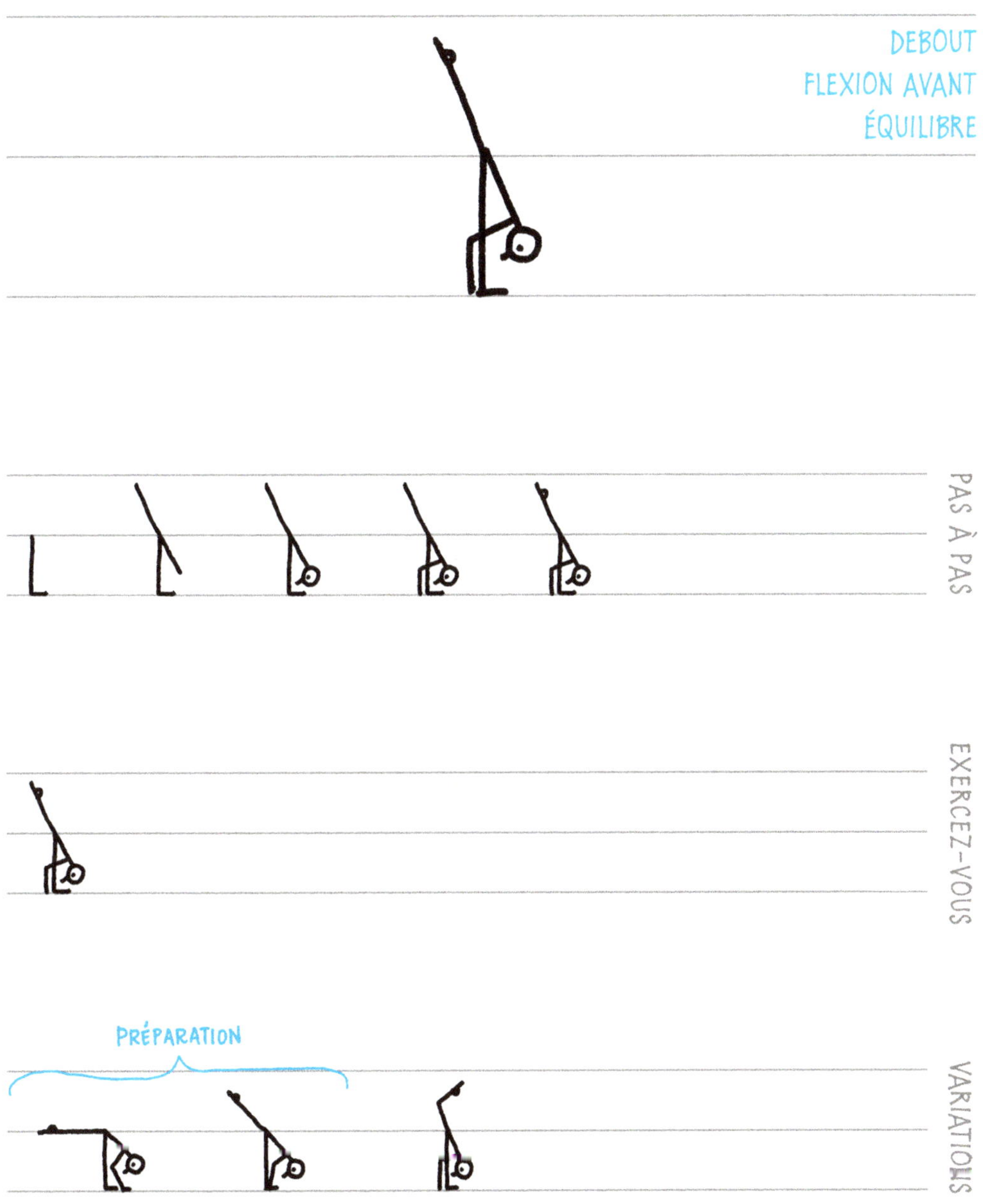

UTKATASANA

CHAISE

DEBOUT
SALUTATION AU SOLEIL
PAS À PAS
EXERCEZ-VOUS
PARIVRTTA UTKATASANA
(CHAISE en TORSION)
VARIATIONS

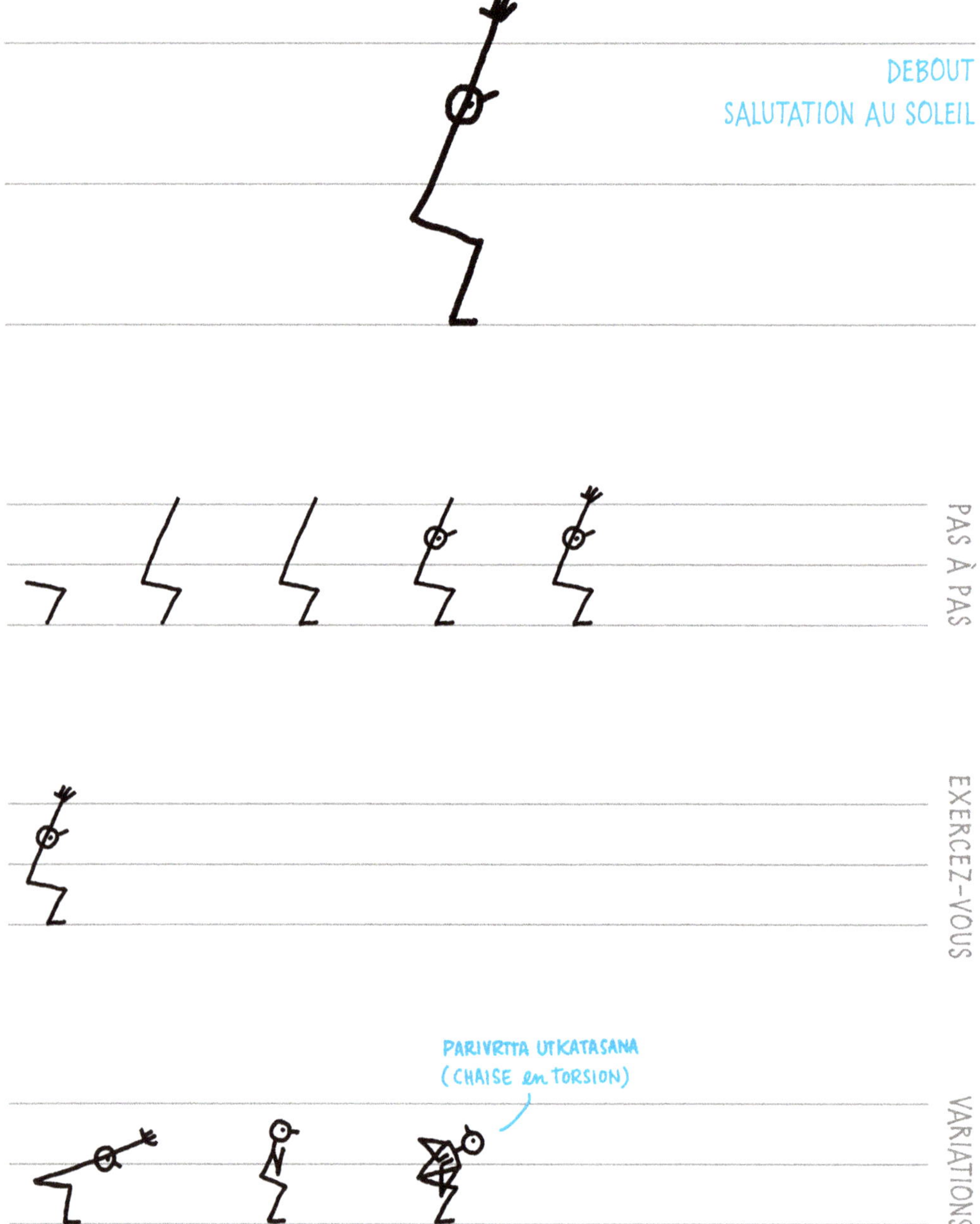

UTKATA KONASANA

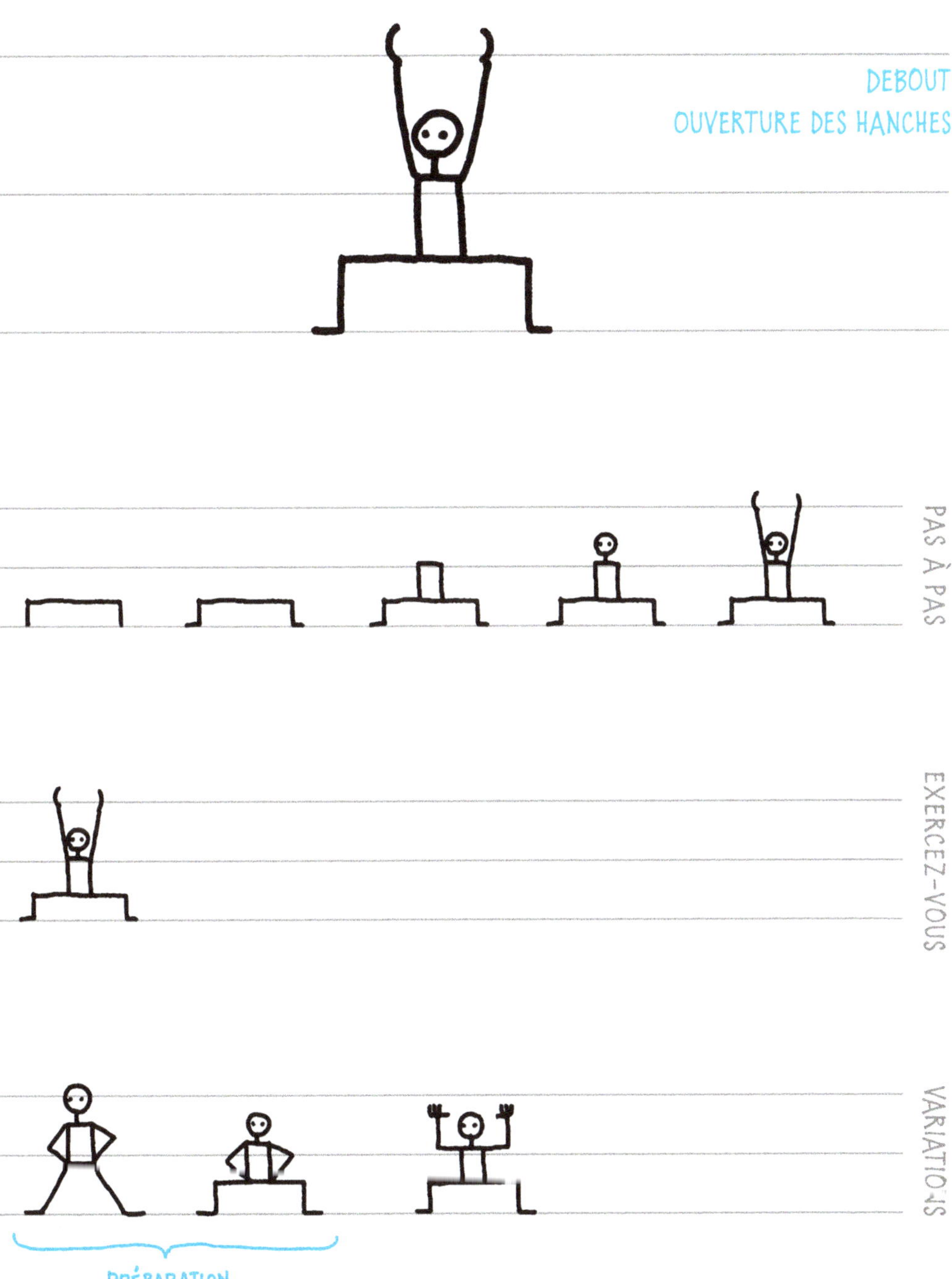

UTTHITA HASTA PADANGUSTASANA

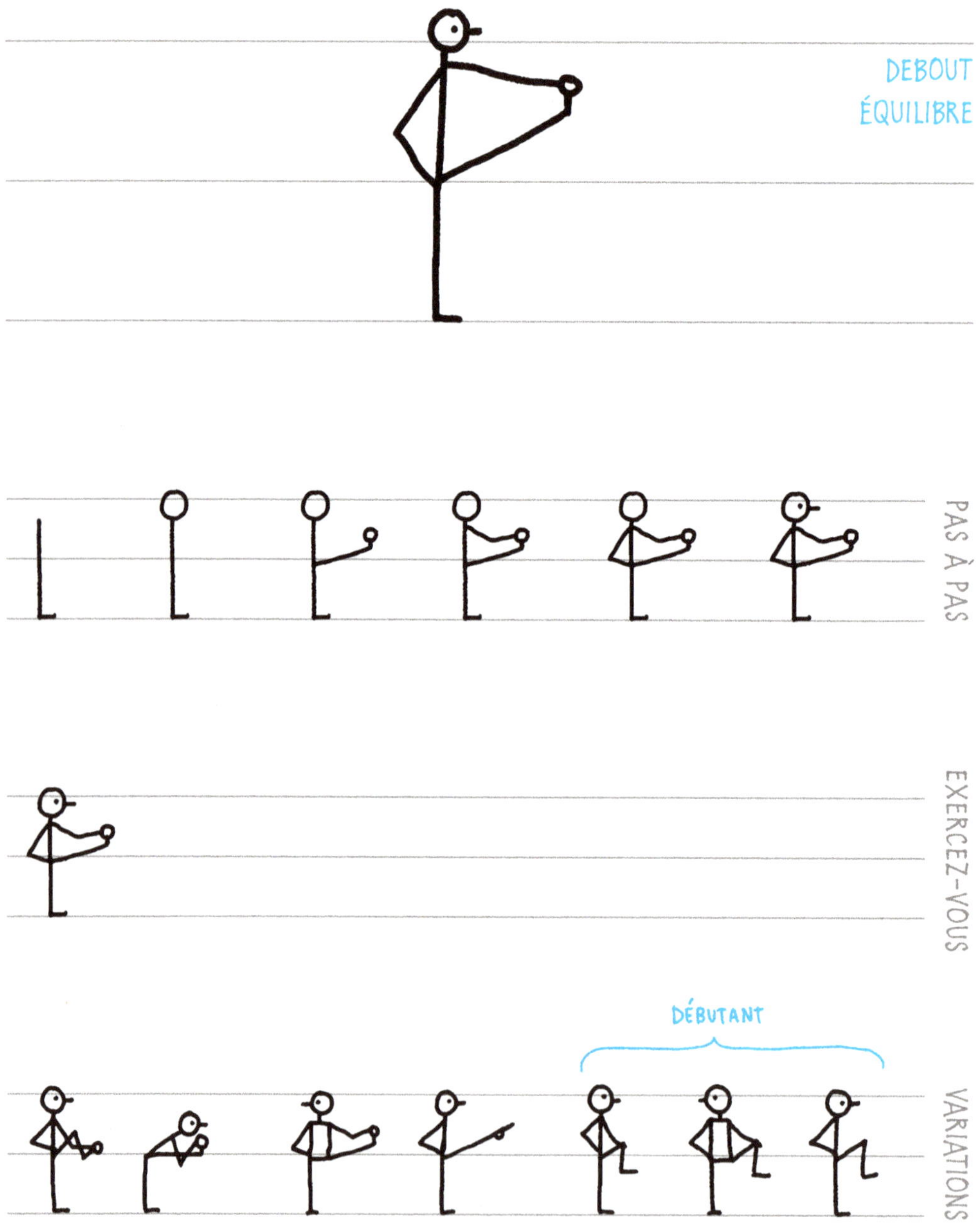

VRKSASANA

ARBRE

DEBOUT
ÉQUILIBRE

PAS À PAS

EXERCEZ-VOUS

ARDHA BADDHA PADMOTTANASANA
(PINCE DEBOUT en DEMI-LOTUS)

VARIATIONS

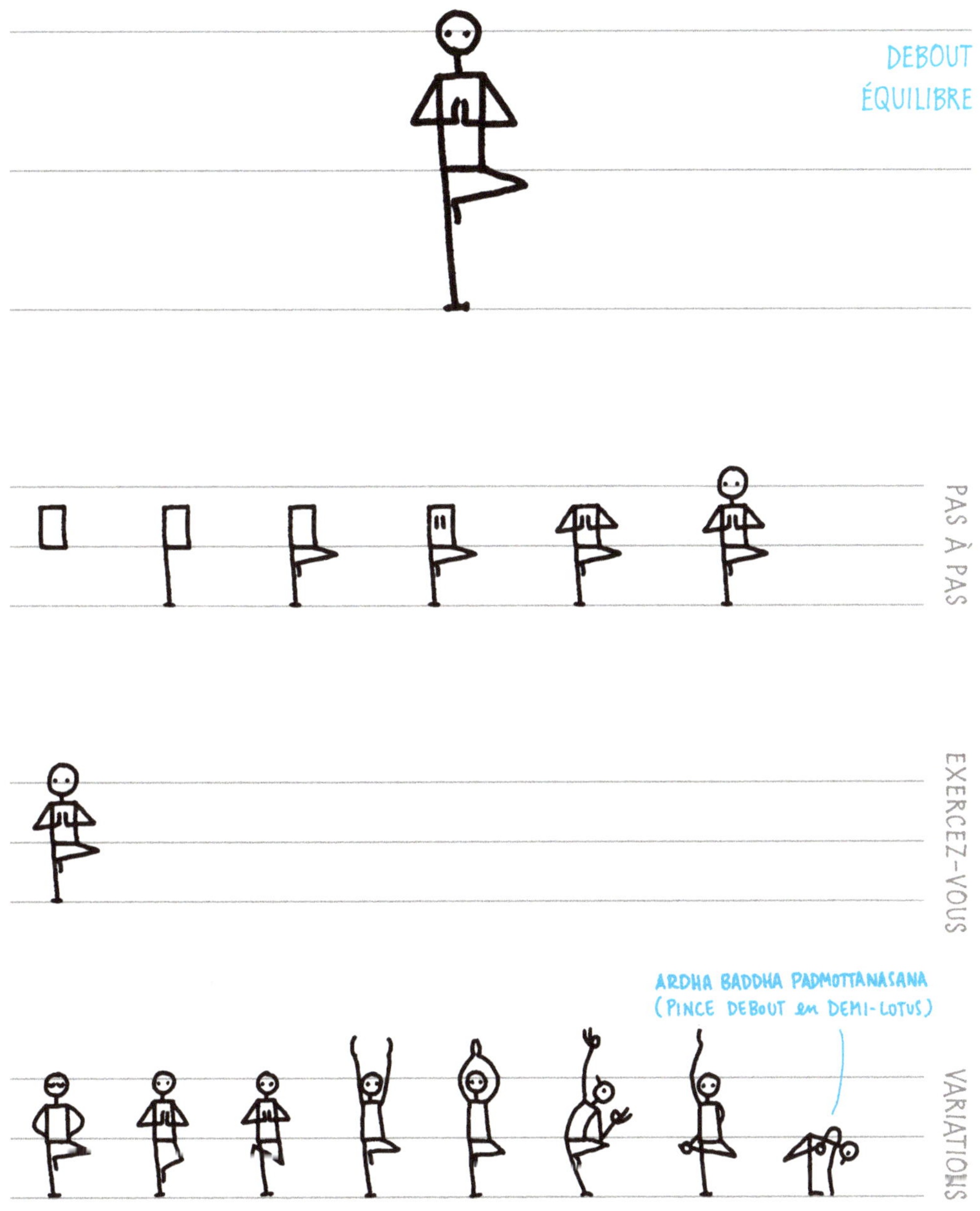

NATARAJASANA
DANSEUR

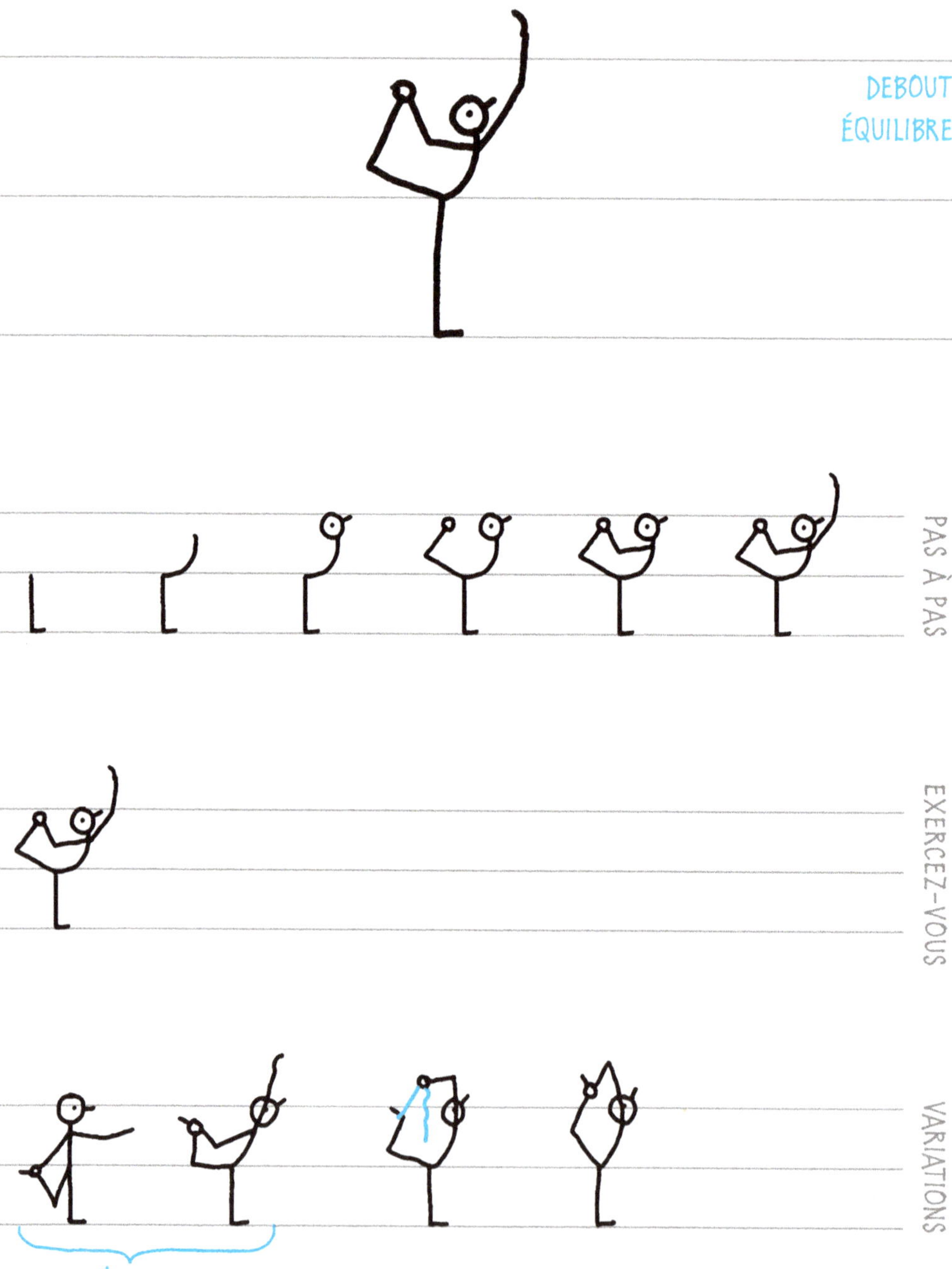

GARUDASANA

AIGLE

DEBOUT
ÉQUILIBRE
OUVERTURE DES ÉPAULES
PAS À PAS
EXERCEZ-VOUS
VARIATIONS
PRÉPARATION

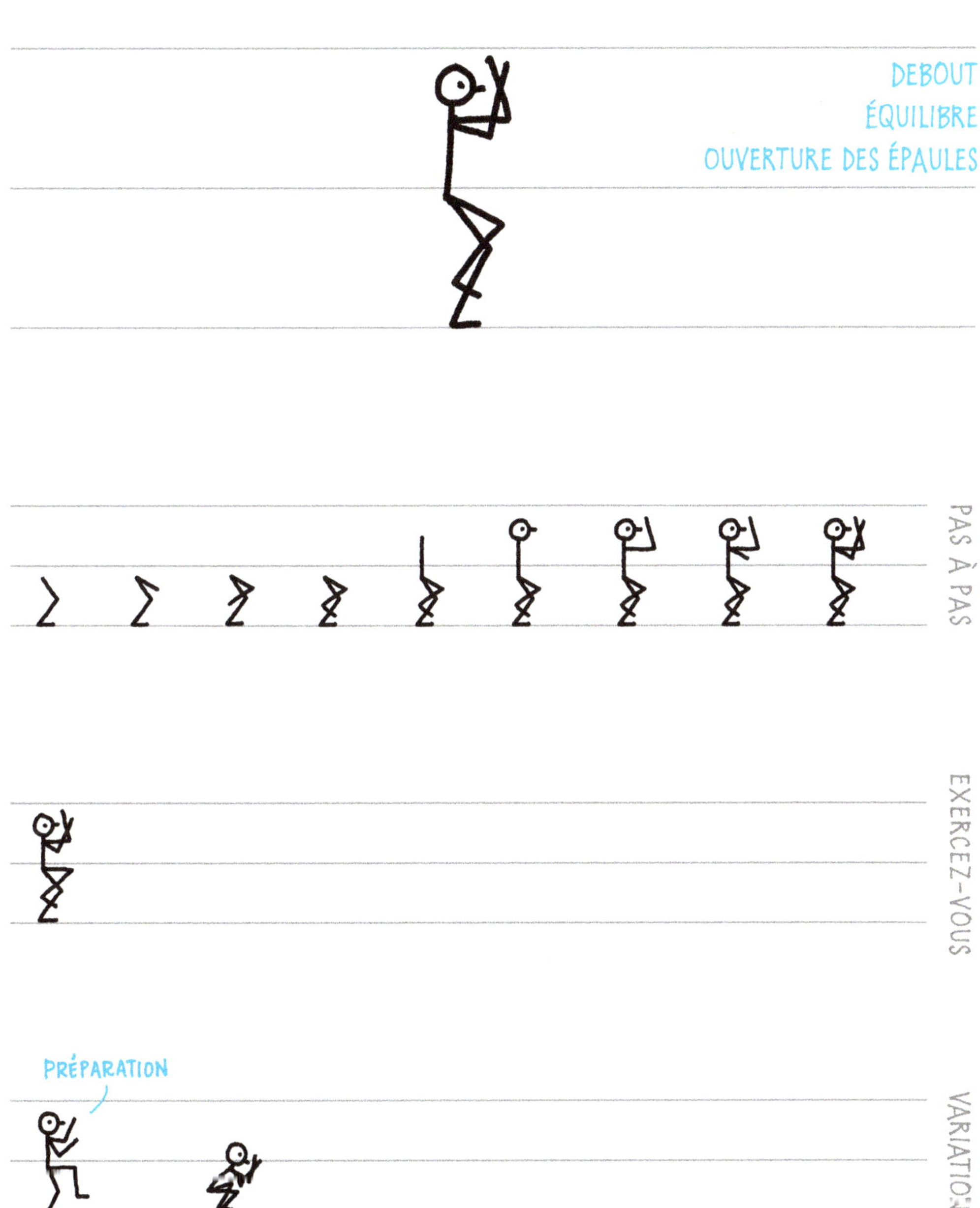

MALASANA
GUIRLANDE

DEBOUT
OUVERTURE DES HANCHES
PAS À PAS
EXERCEZ-VOUS
VARIATIONS
PASASANA
(NŒUD)

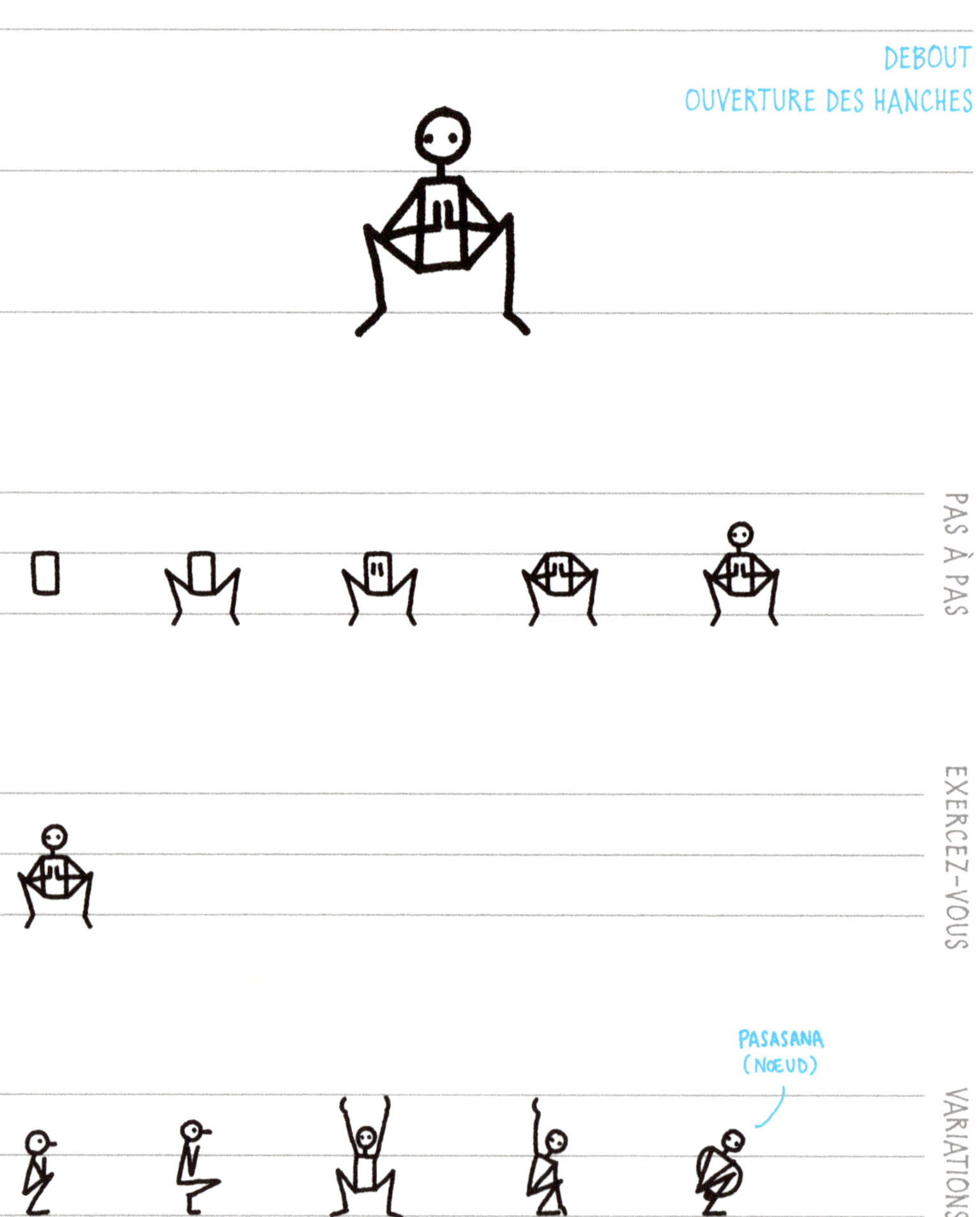

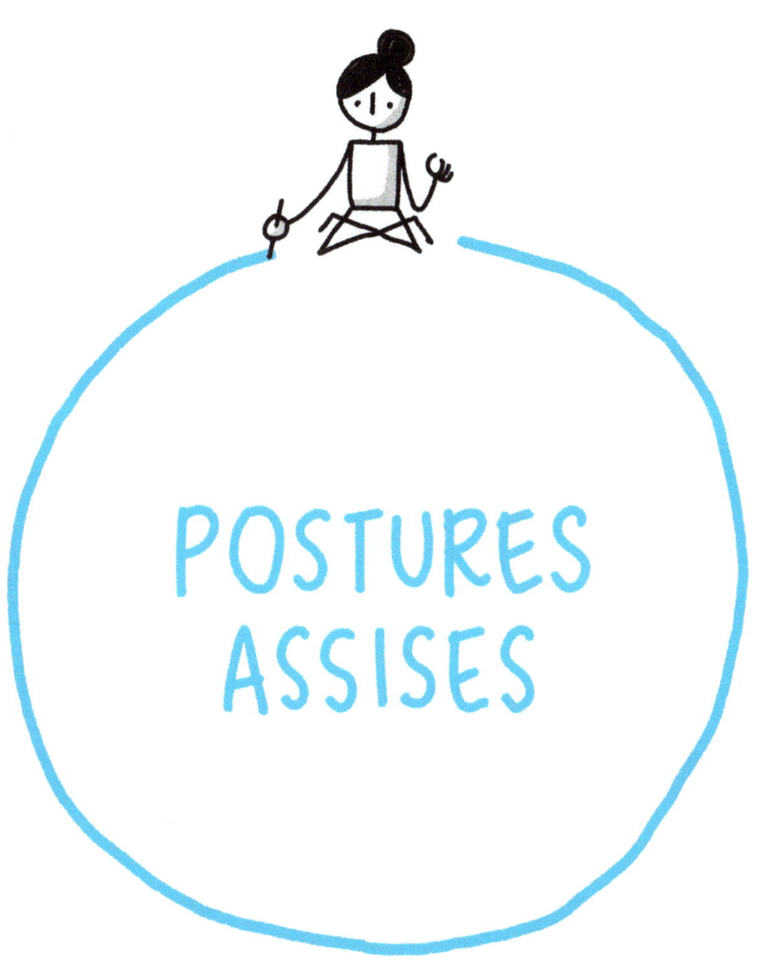

POSTURES ASSISES

PADMASANA
LOTUS

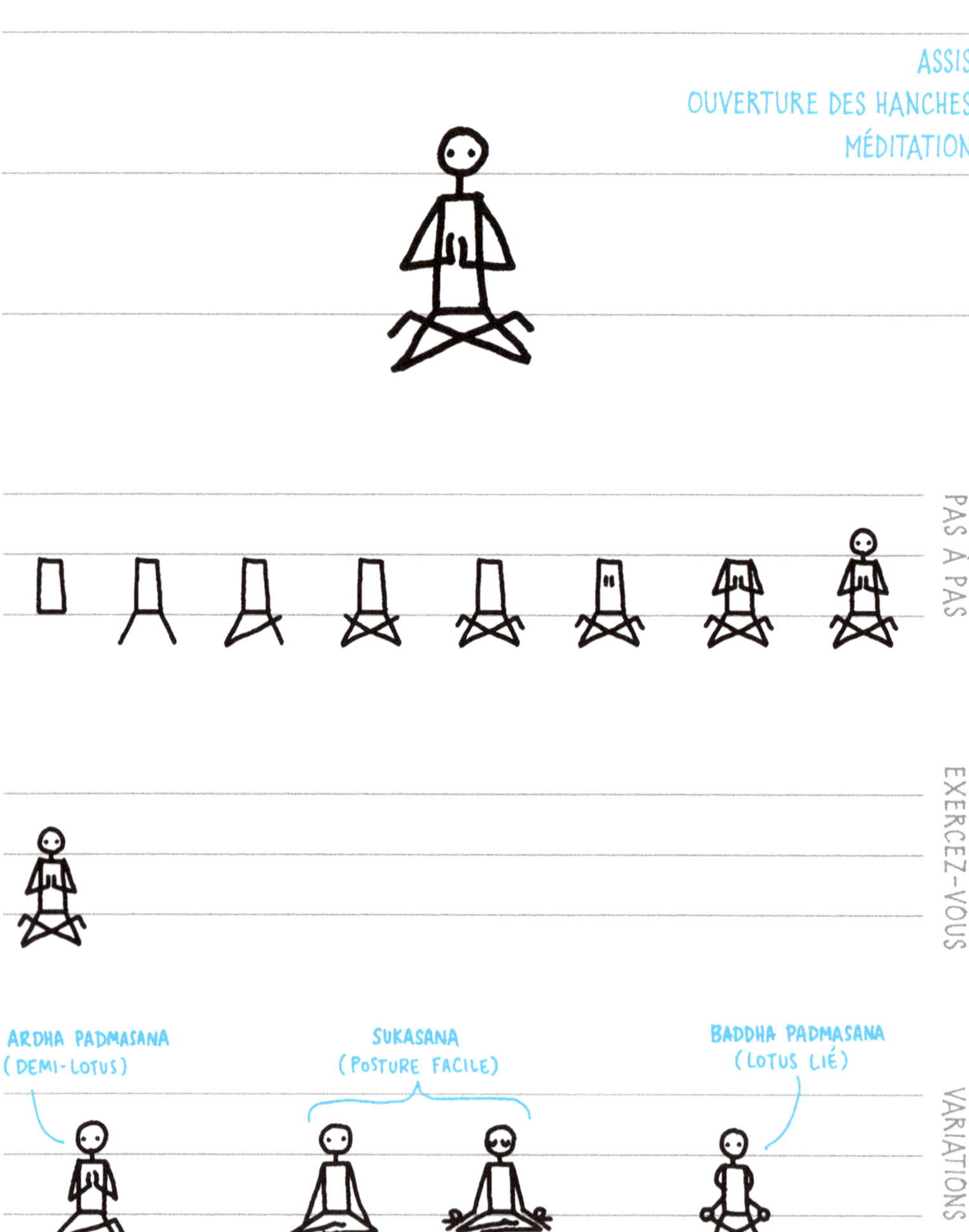

DANDASANA

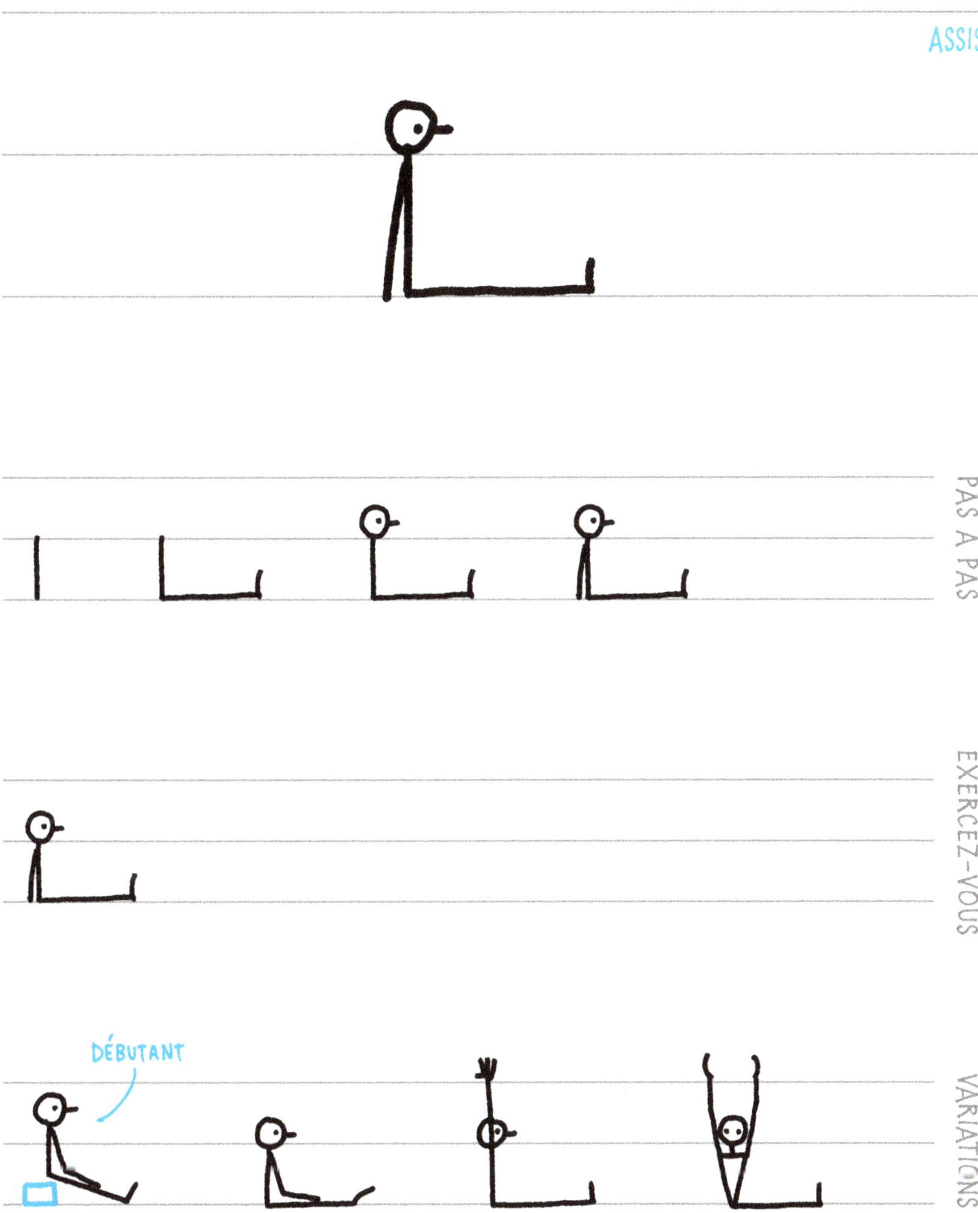

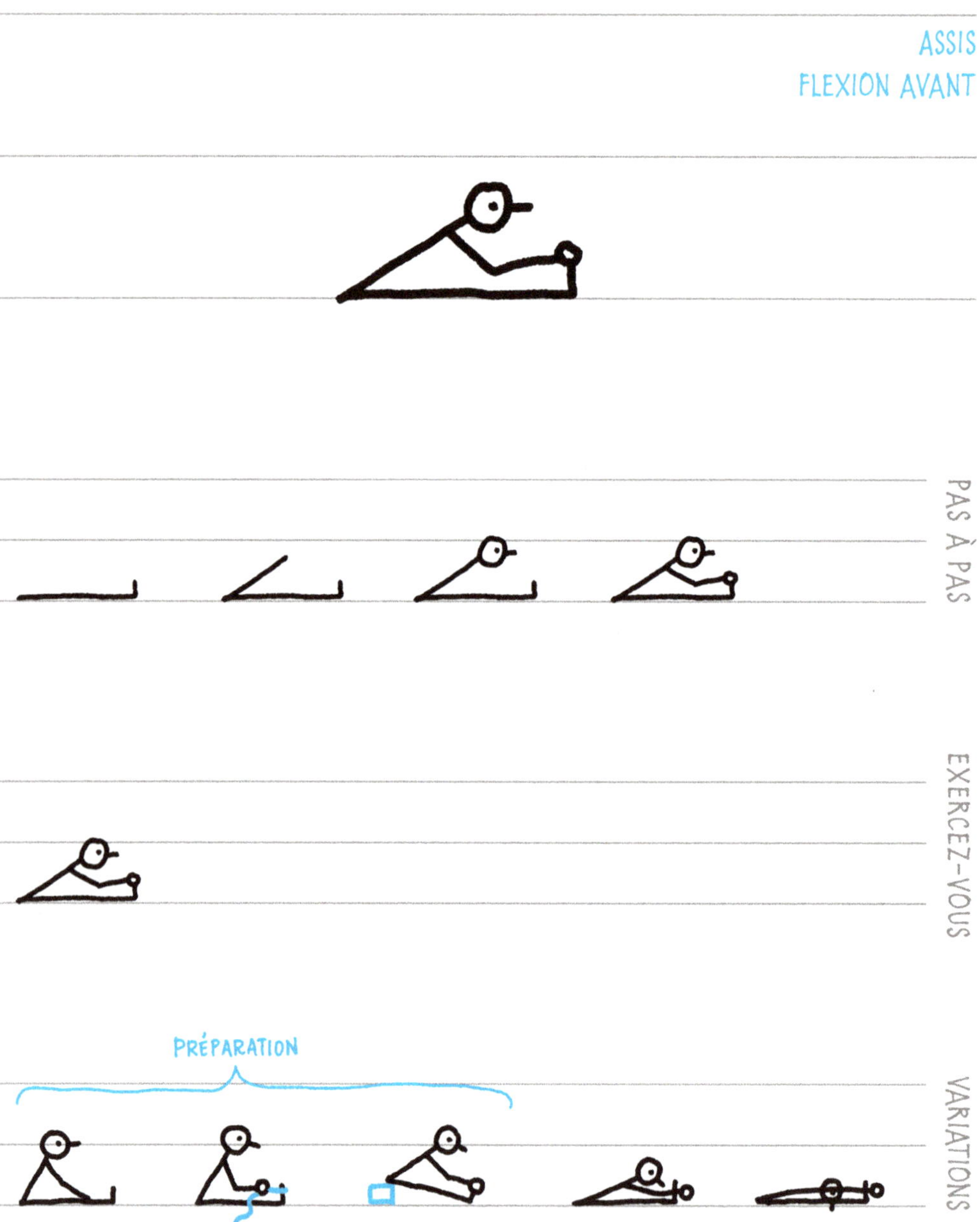

PASCHIMOTTANASANA

JANU SIRSASANA
POSTURE DE LA TÊTE AU GENOU

PARIVRTTA JANU SIRSASANA
POSTURE DE LA TÊTE TOURNÉE AU GENOU

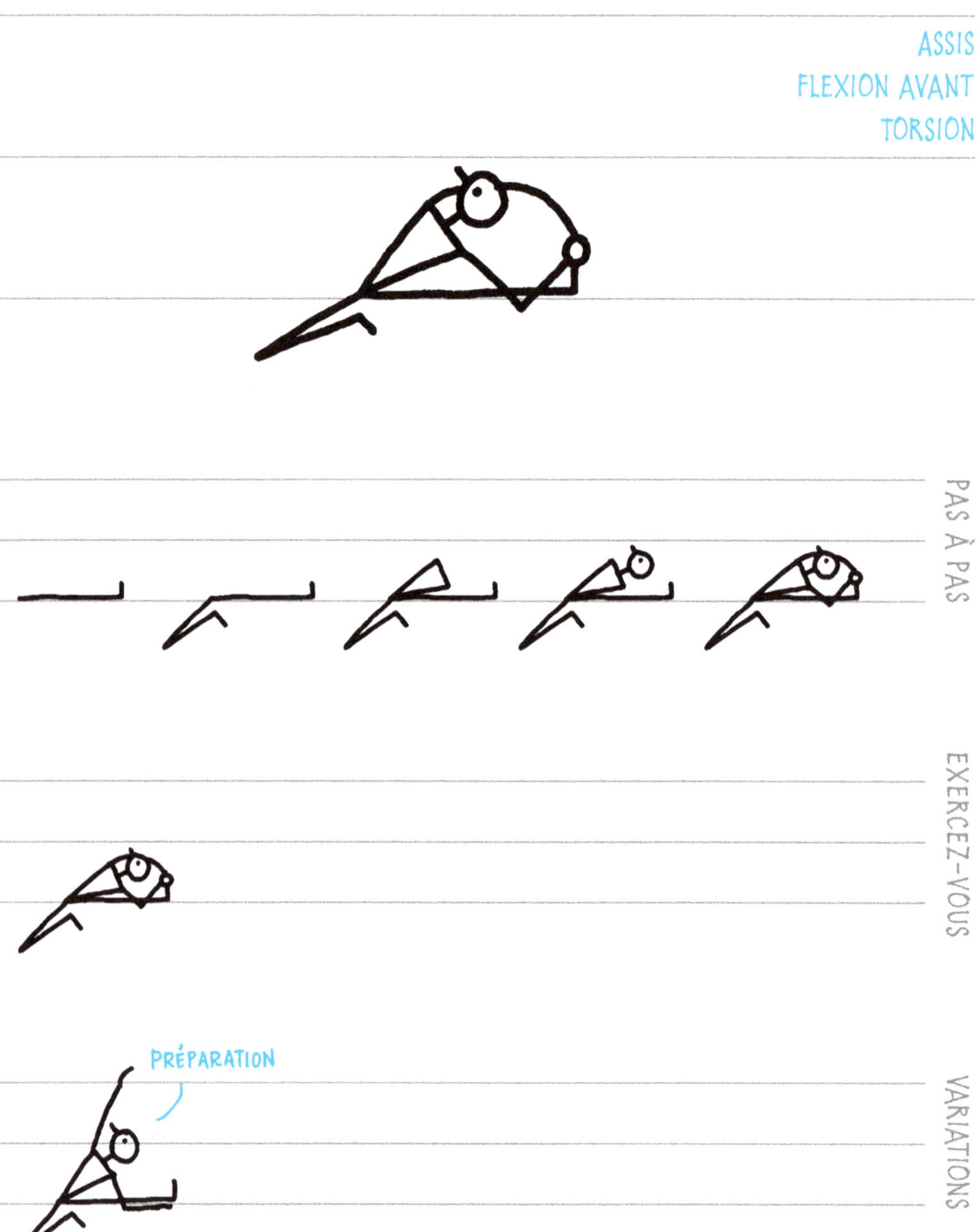

UPAVISTHA KONASANA

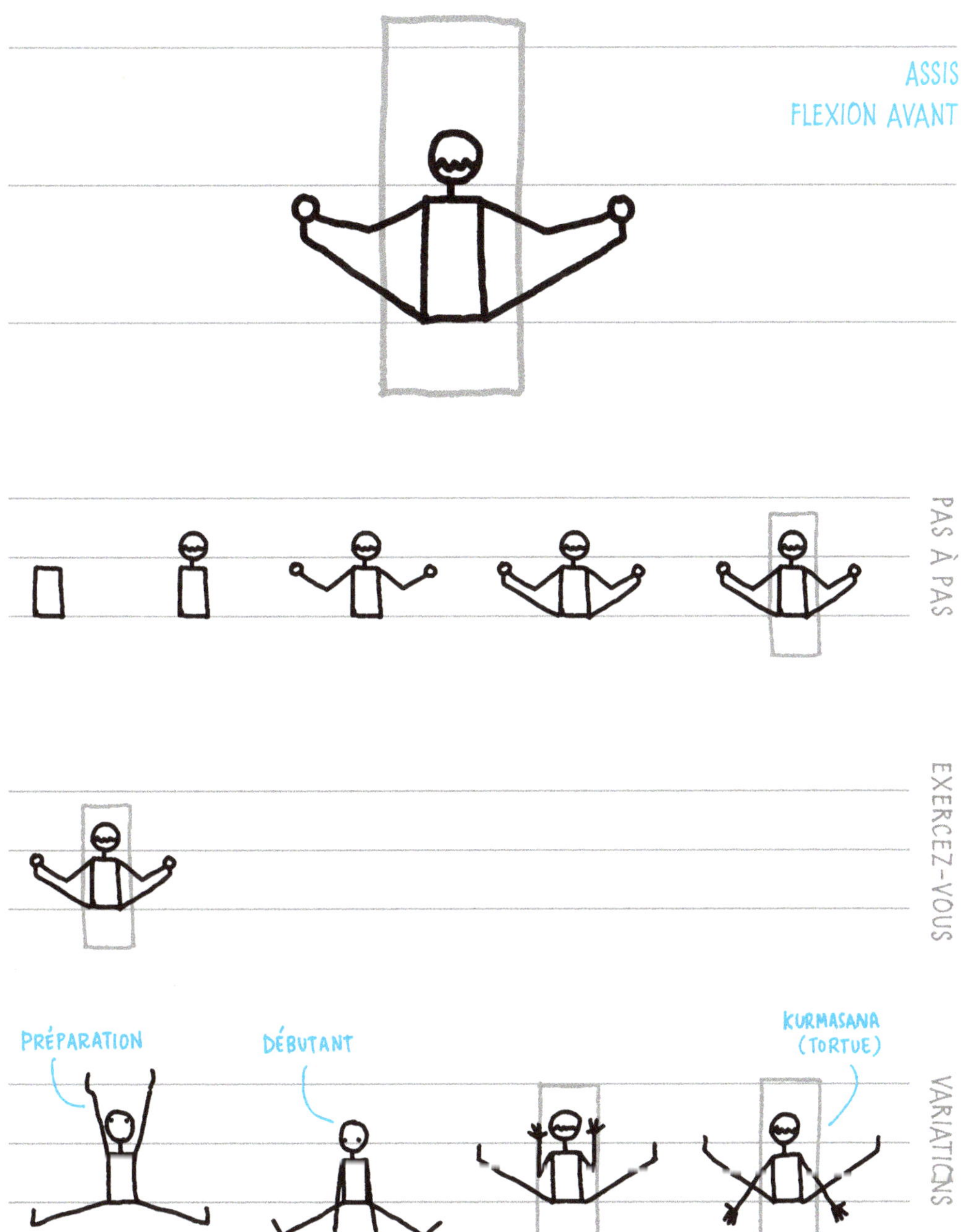

MARICHIASANA

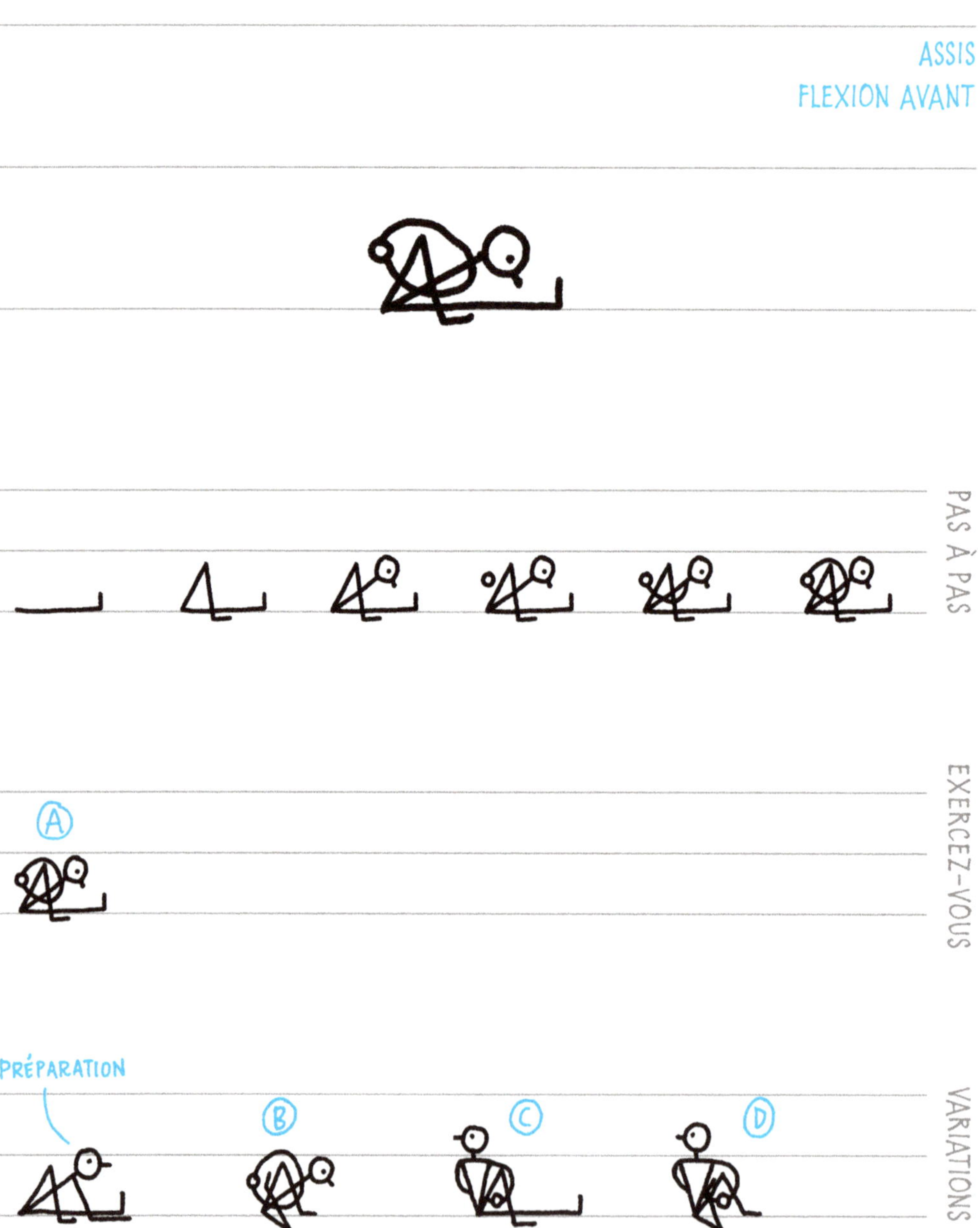

ARDHA MATSYENDRASANA

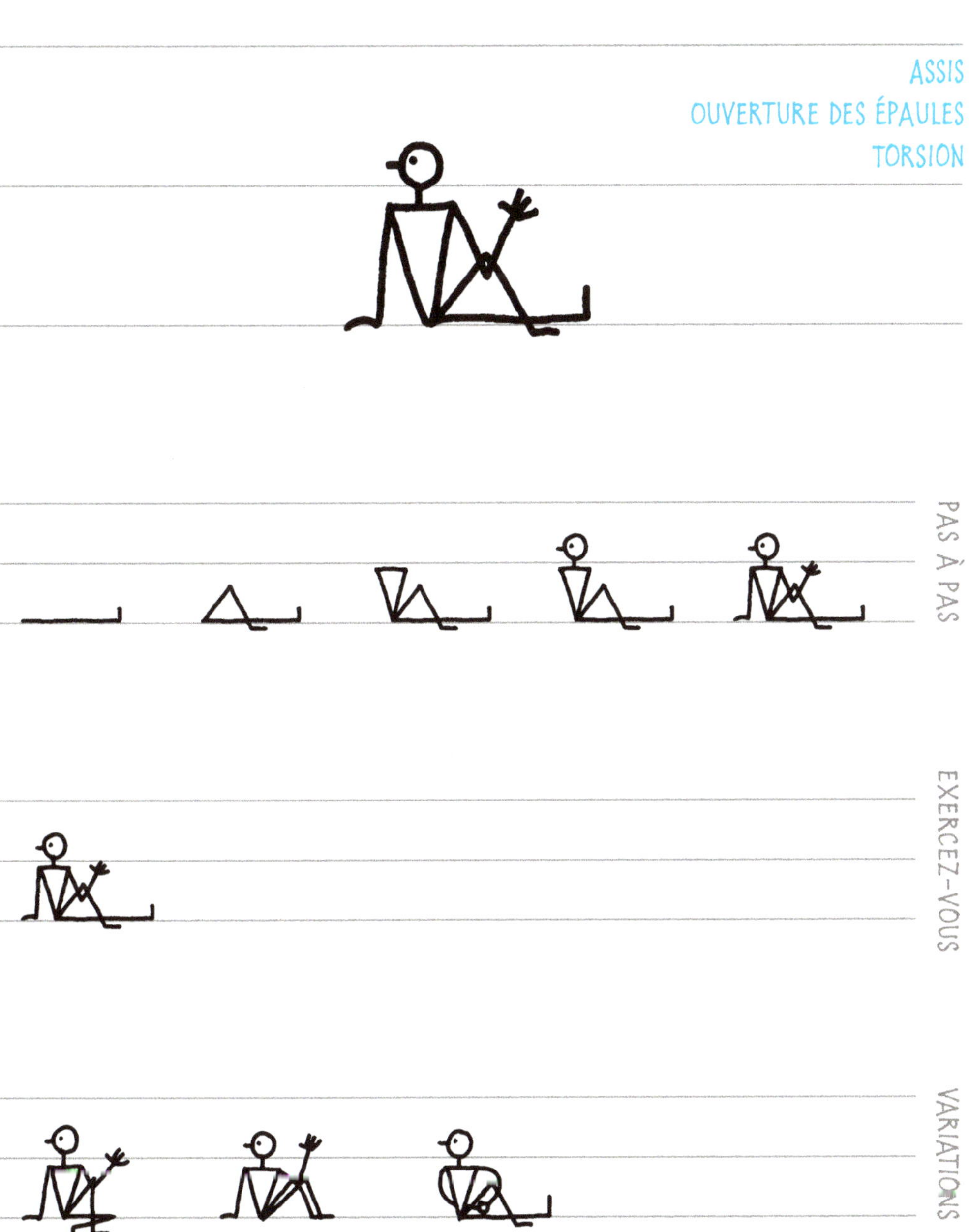

GOMUKHASANA

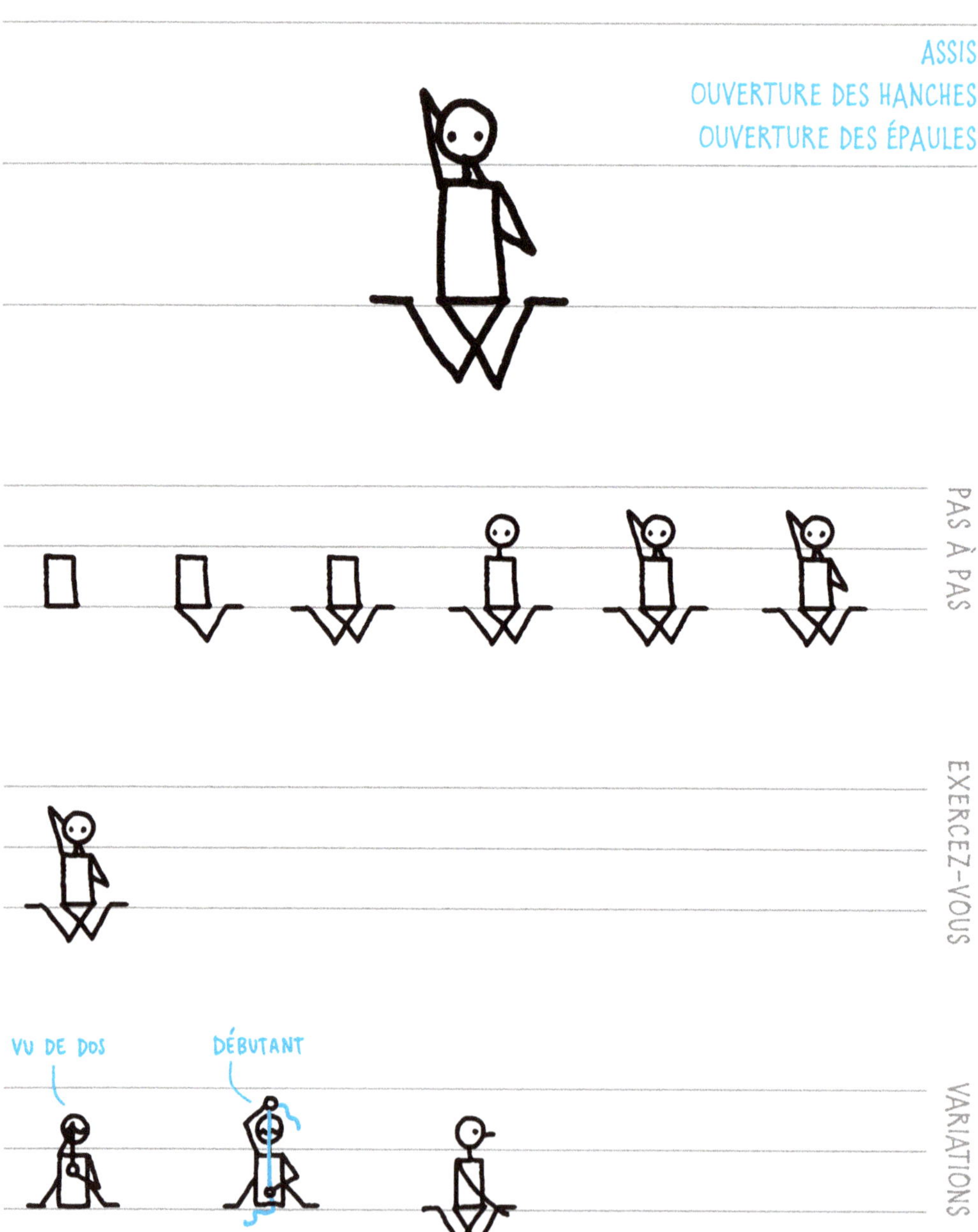

AGNISTAMBHASANA
POSTURE DE LA CHEVILLE AU GENOU

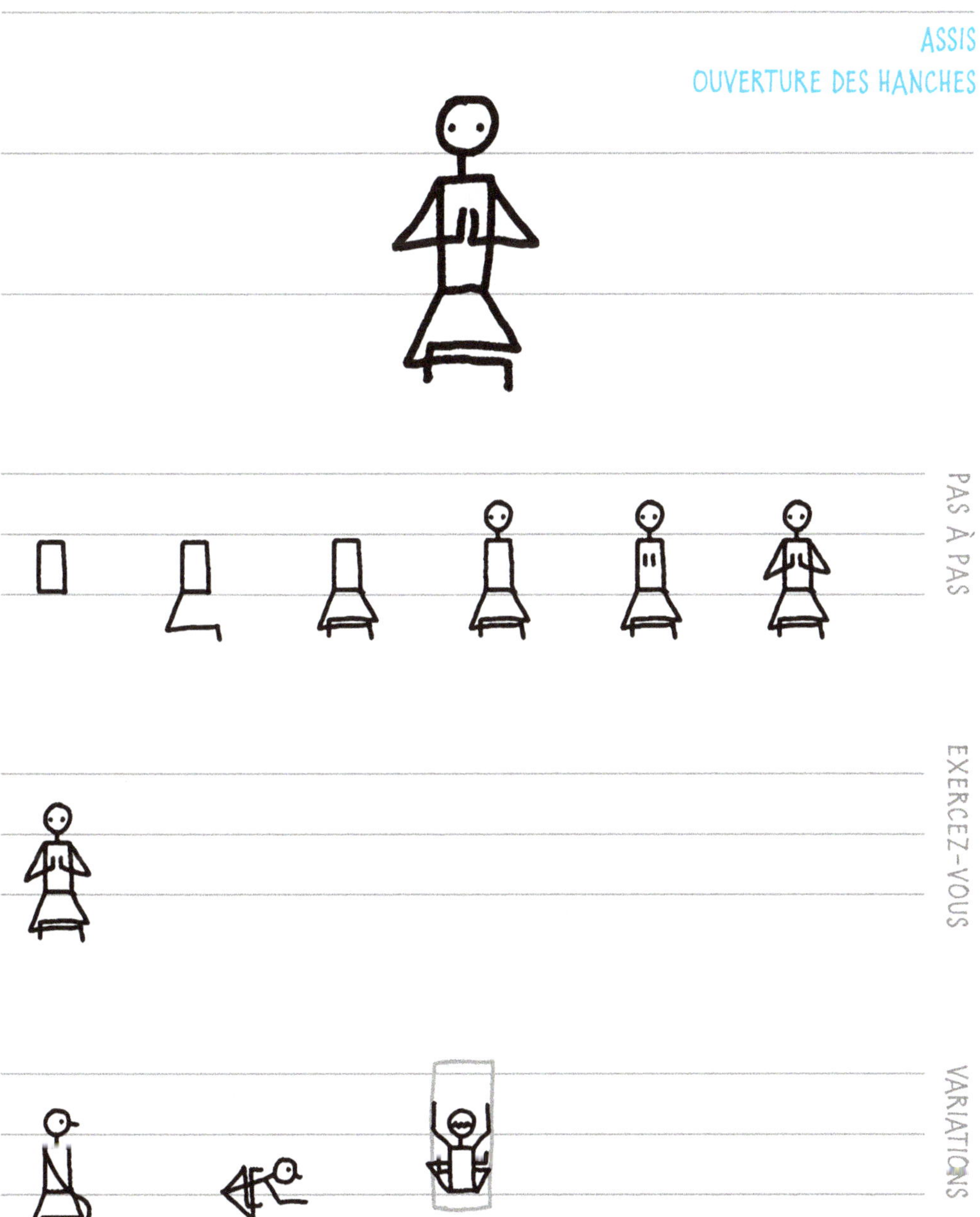

BADDHAKONASANA

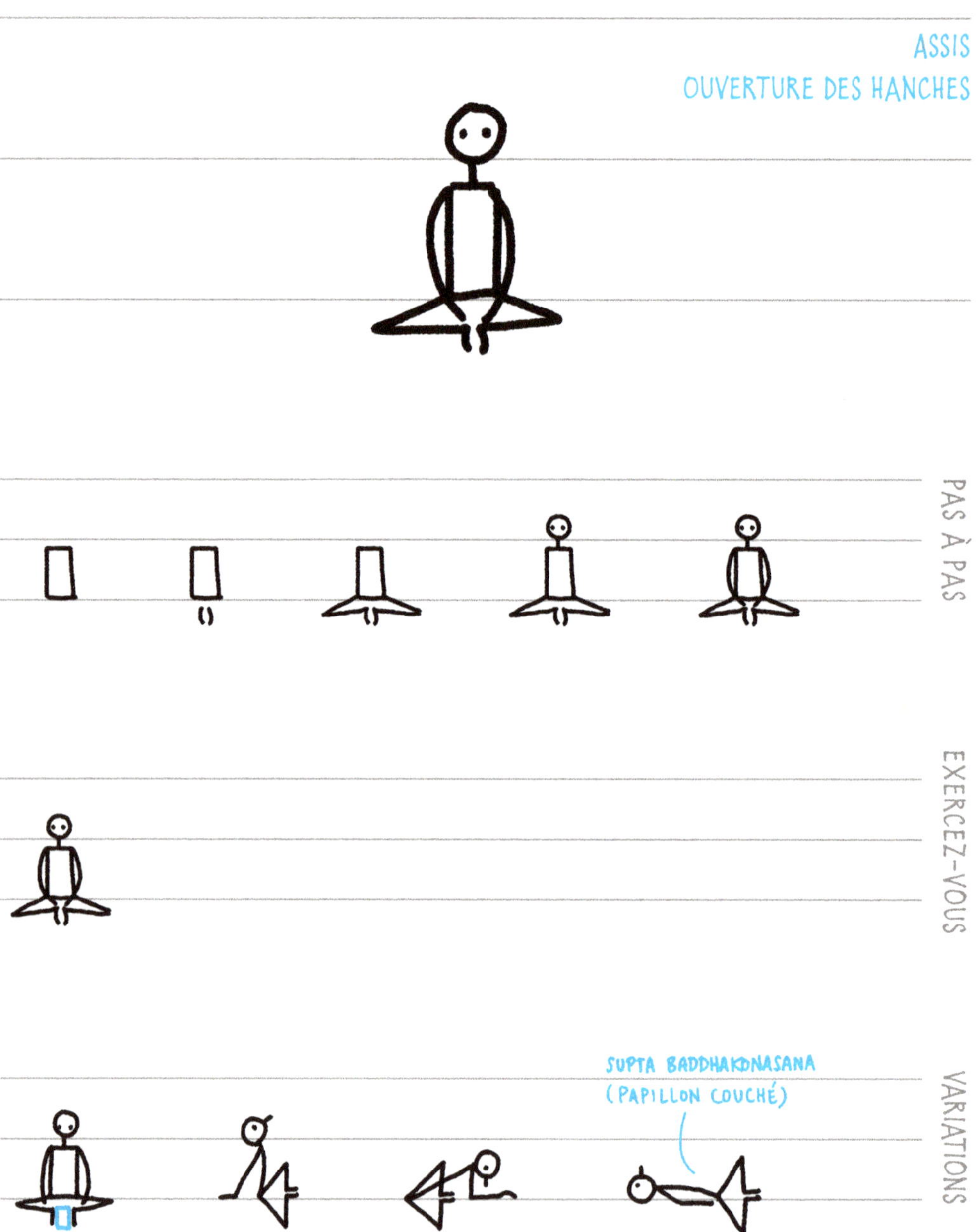

NAVASANA
BATEAU

ASSIS
ABDOS

PAS À PAS

EXERCEZ-VOUS

DÉBUTANT

VARIATIONS

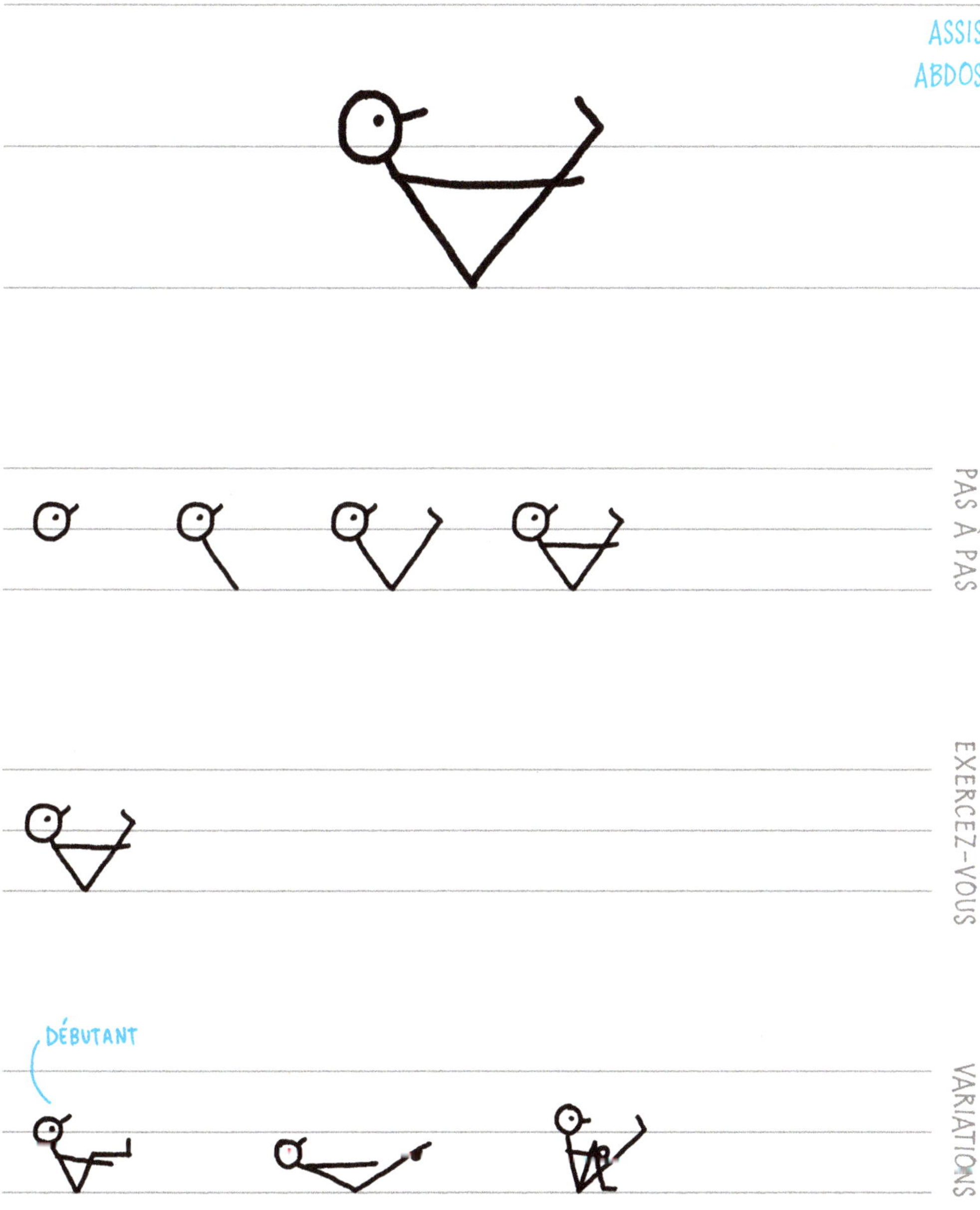

HANUMANASANA
GRAND ÉCART

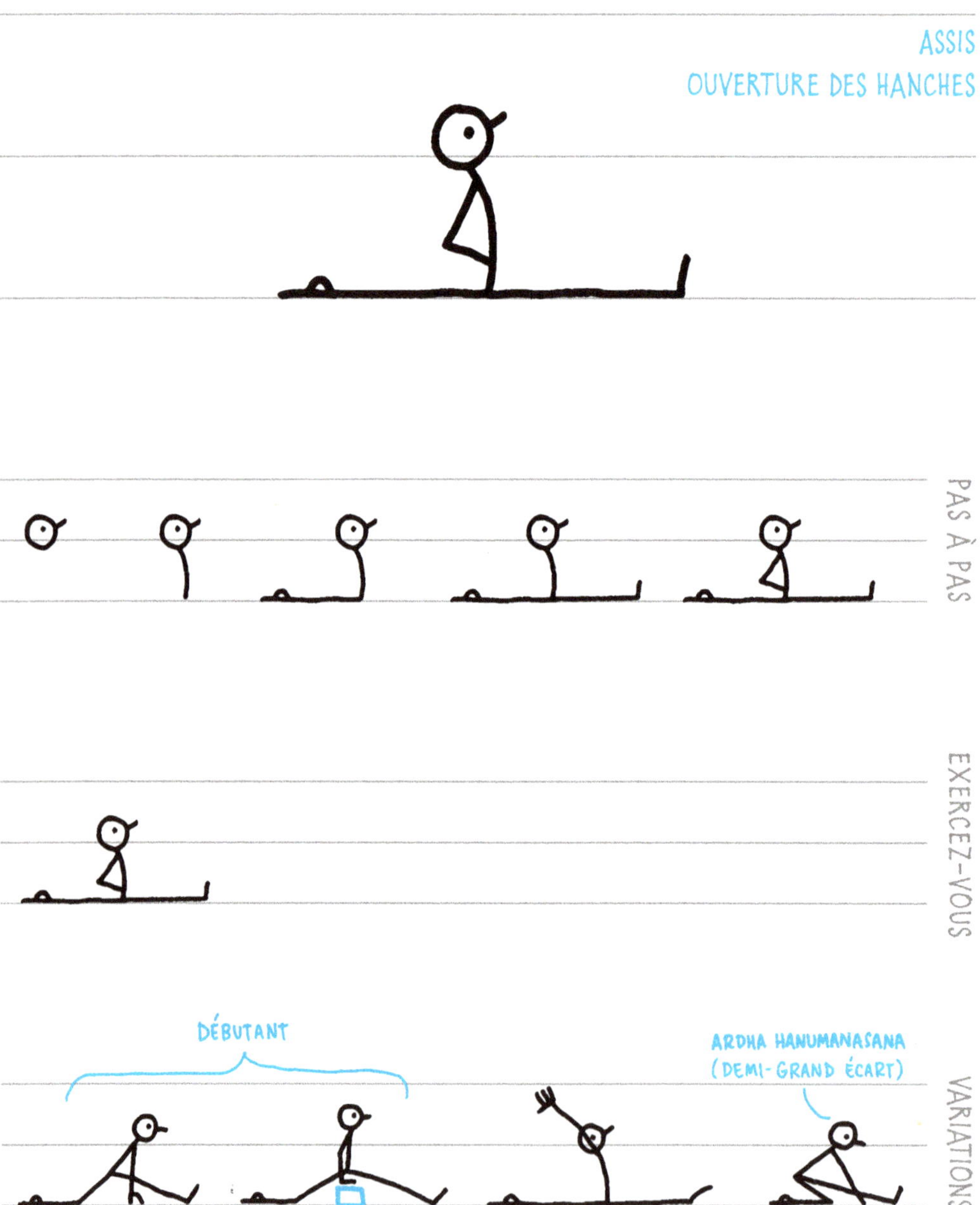

KAPOTASANA

PIGEON

ASSIS
OUVERTURE DES HANCHES

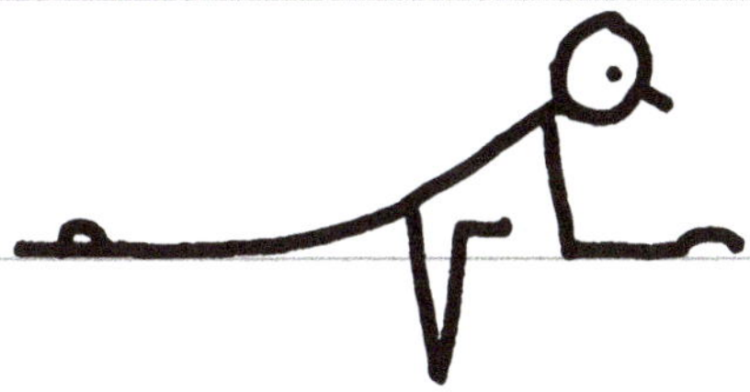

PAS À PAS

EXERCEZ-VOUS

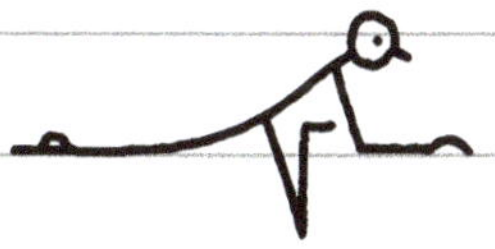

VARIATIONS

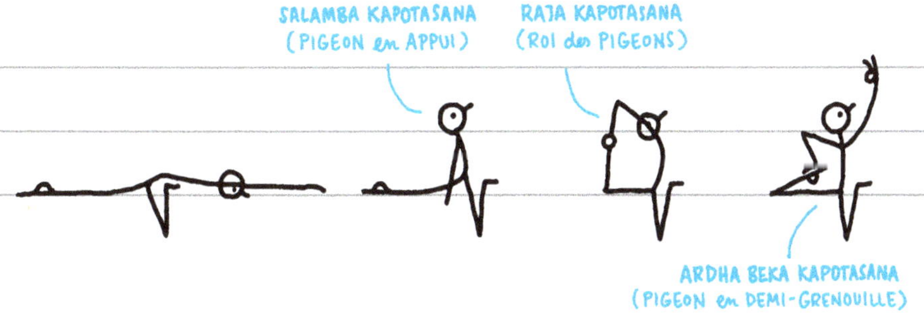

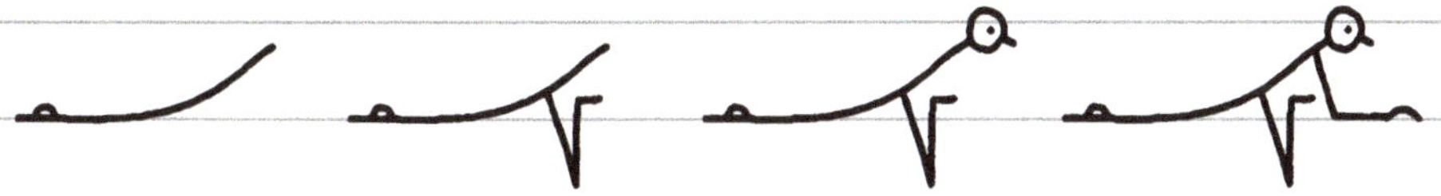

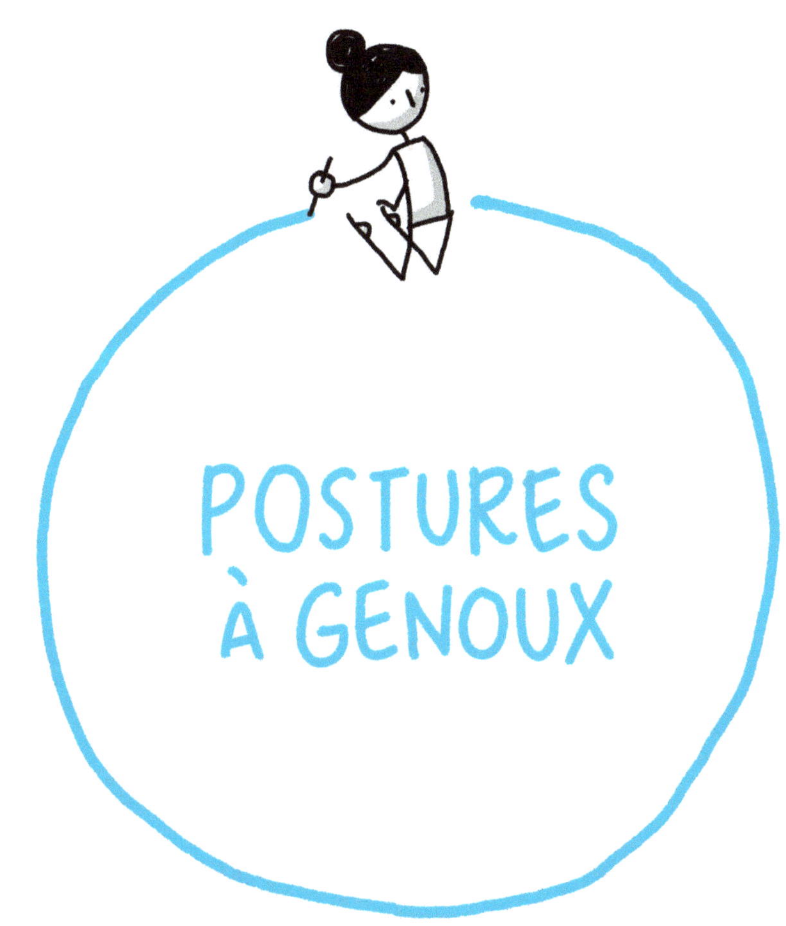

POSTURES À GENOUX

VAJRASANA

DIAMANT

À GENOUX
MÉDITATION
PAS À PAS
EXERCEZ-VOUS
DÉBUTANT
VARIATIONS

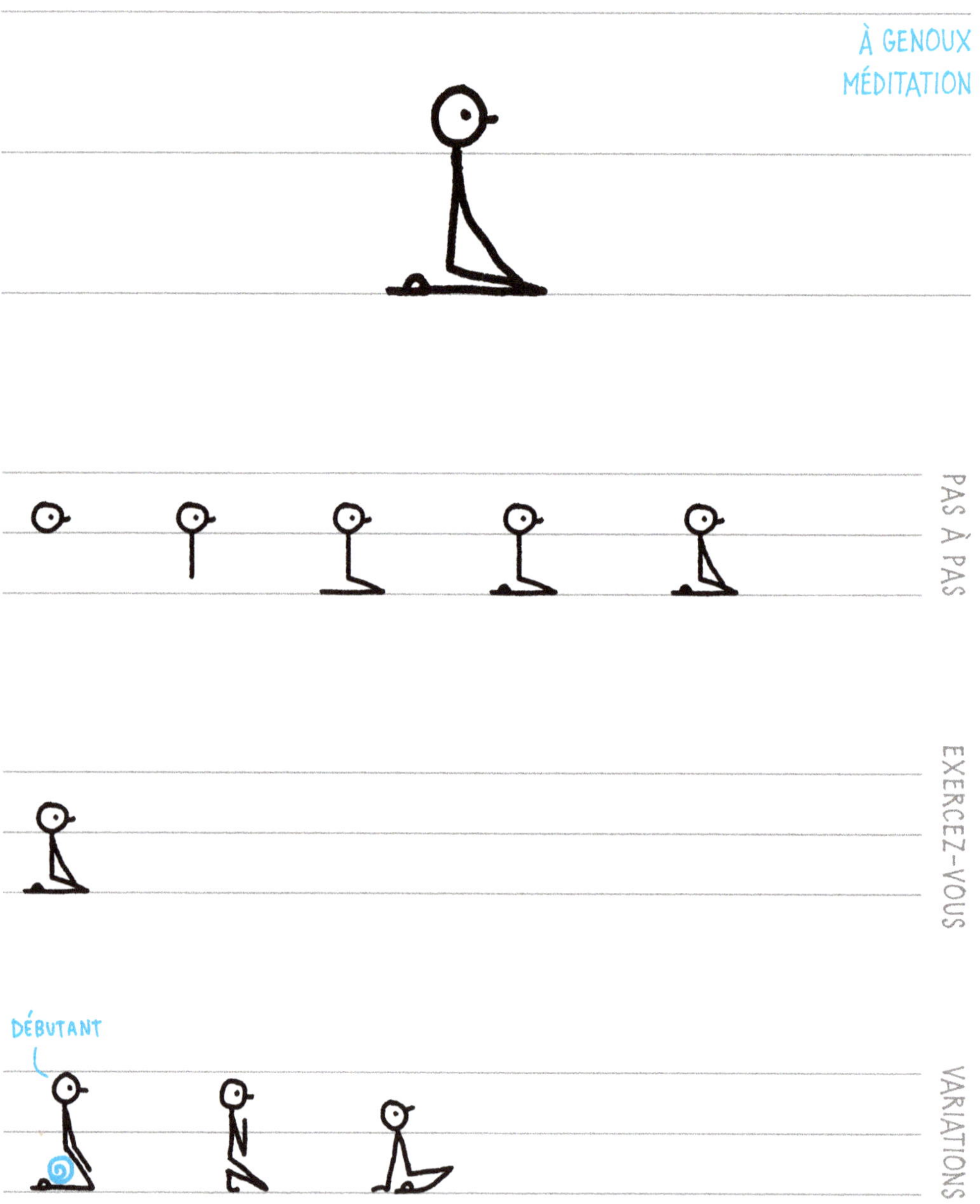

VIRASANA
HÉROS

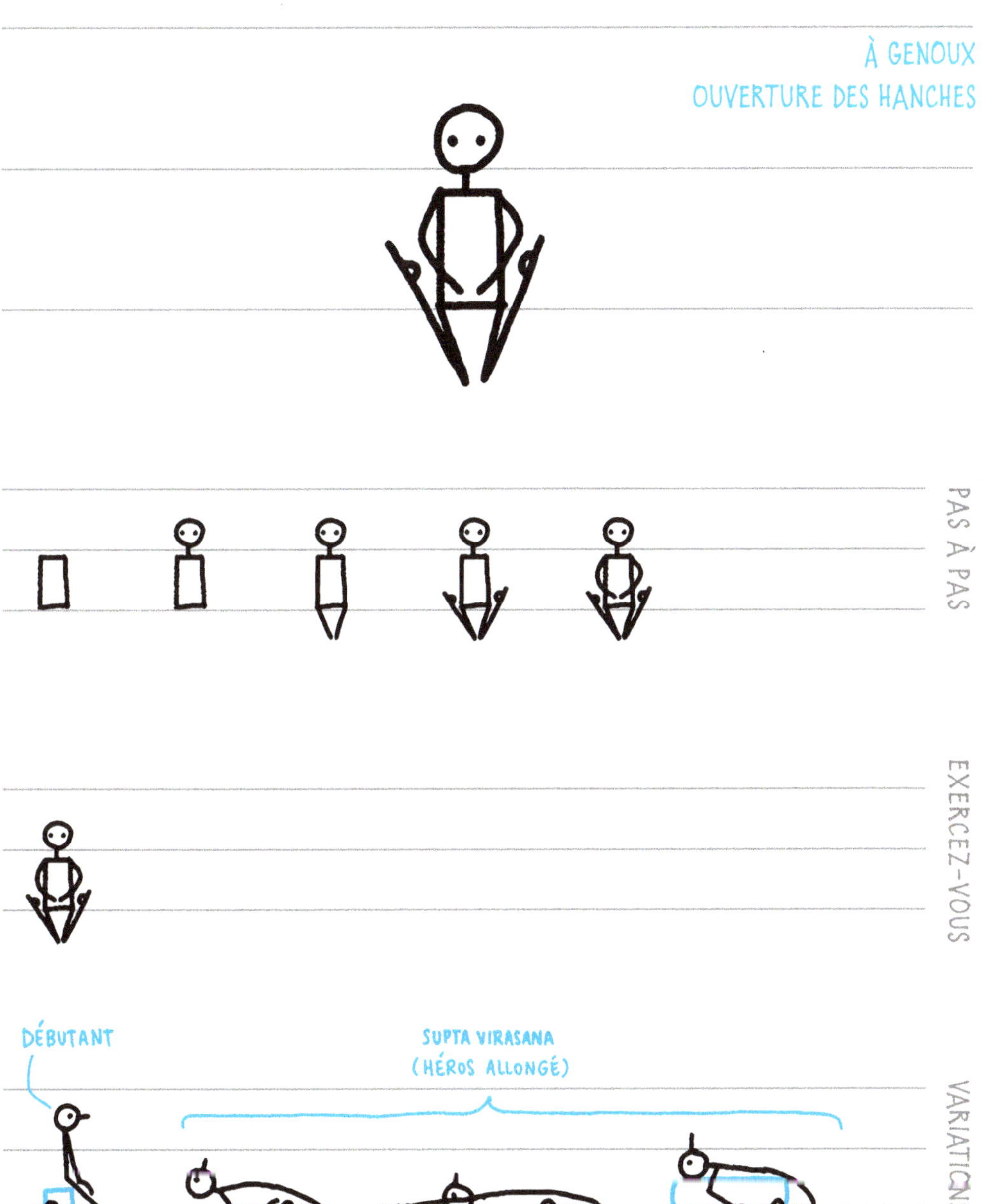

ADHO MUKHA VIRASANA

HÉROS VISAGE AU SOL

À GENOUX
OUVERTURE DES ÉPAULES

PAS À PAS

EXERCEZ-VOUS

VARIATIONS

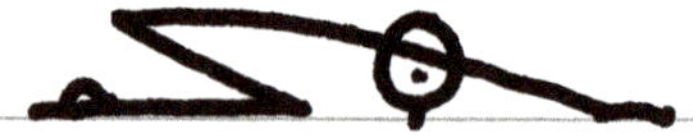

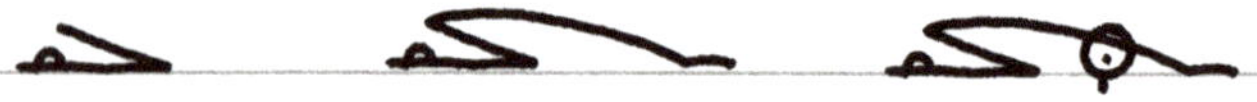

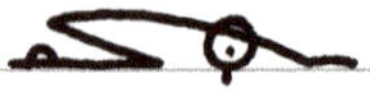

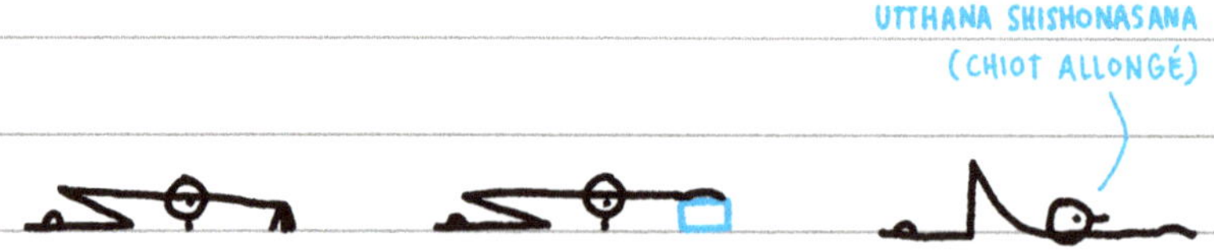

BALASANA

DÉBUTANT

MARJARIASANA

CHAT

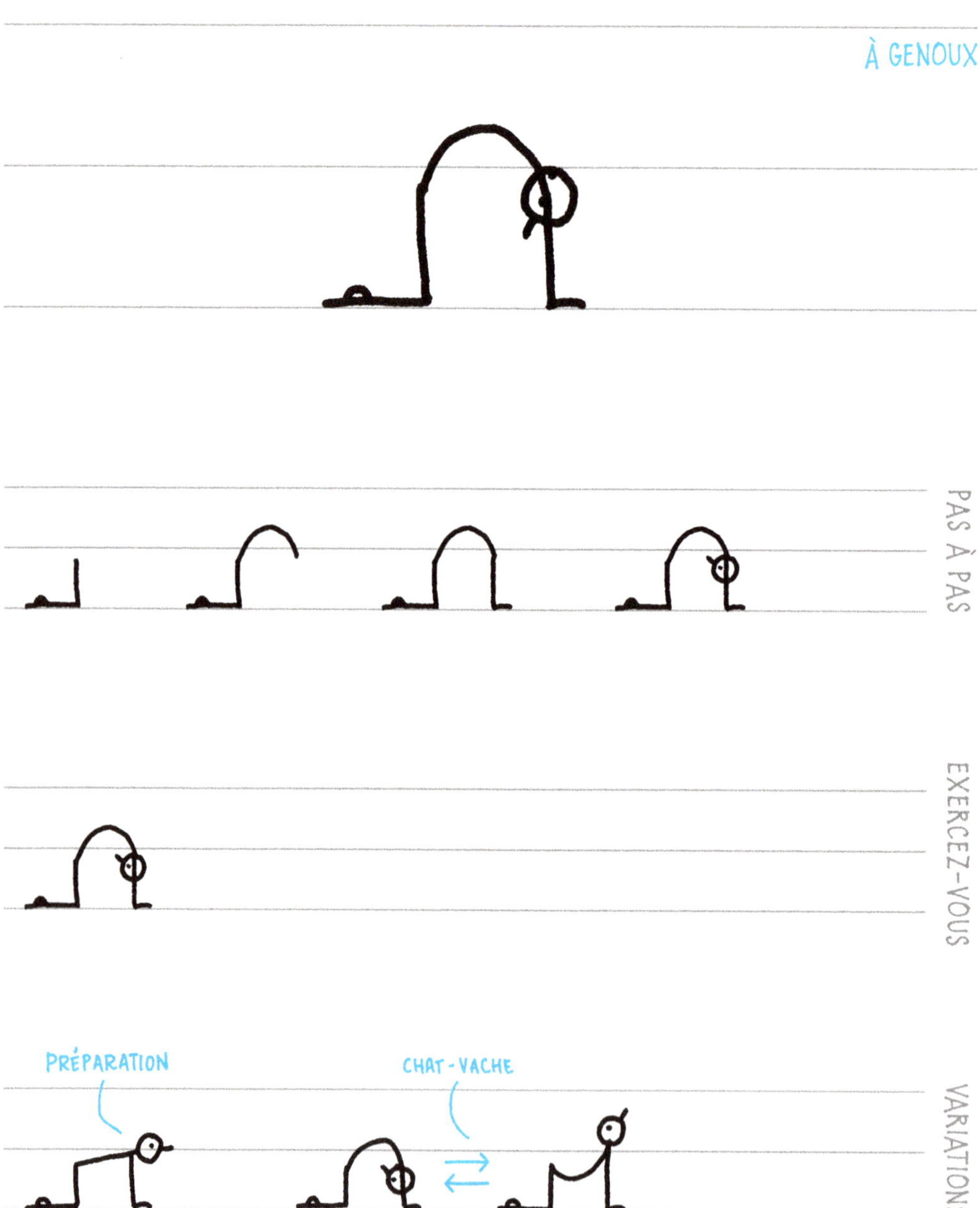

VYAGHRASANA

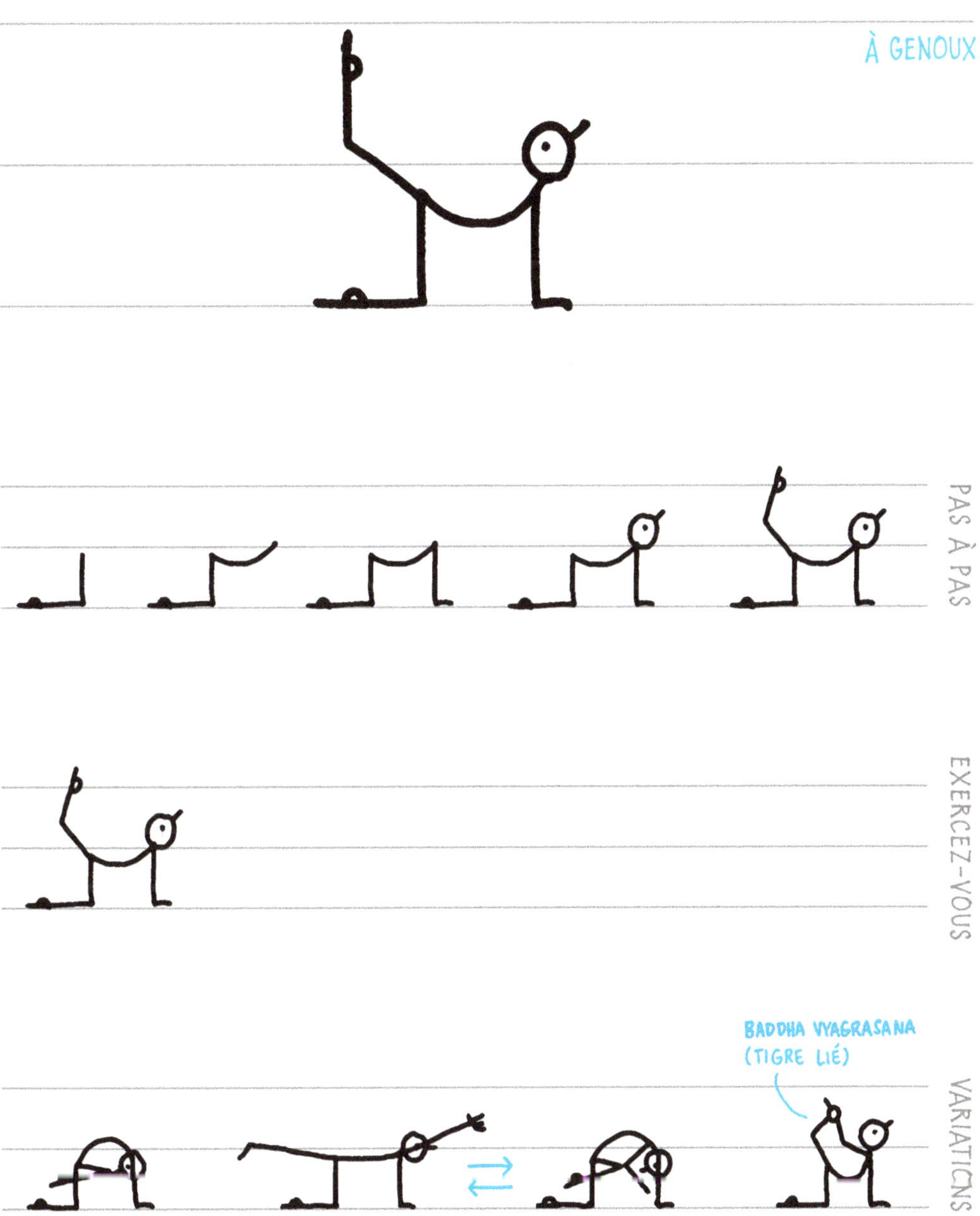

USTRASANA

CHAMEAU

À GENOUX
FLEXION ARRIÈRE

PAS À PAS

EXERCEZ-VOUS

PRÉPARATION
DÉBUTANT
KAPOTASANA
(PIGEON)

VARIATIONS

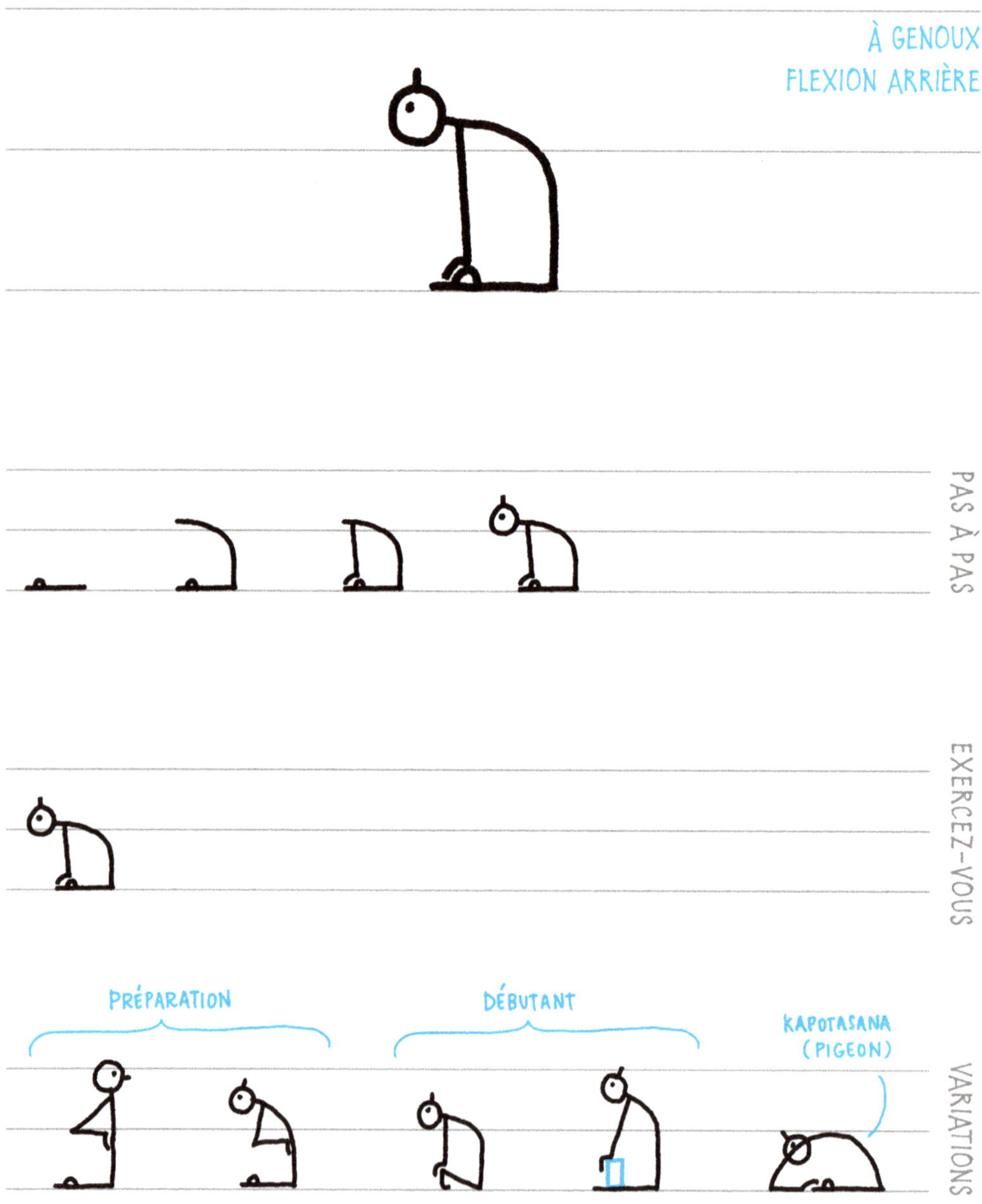

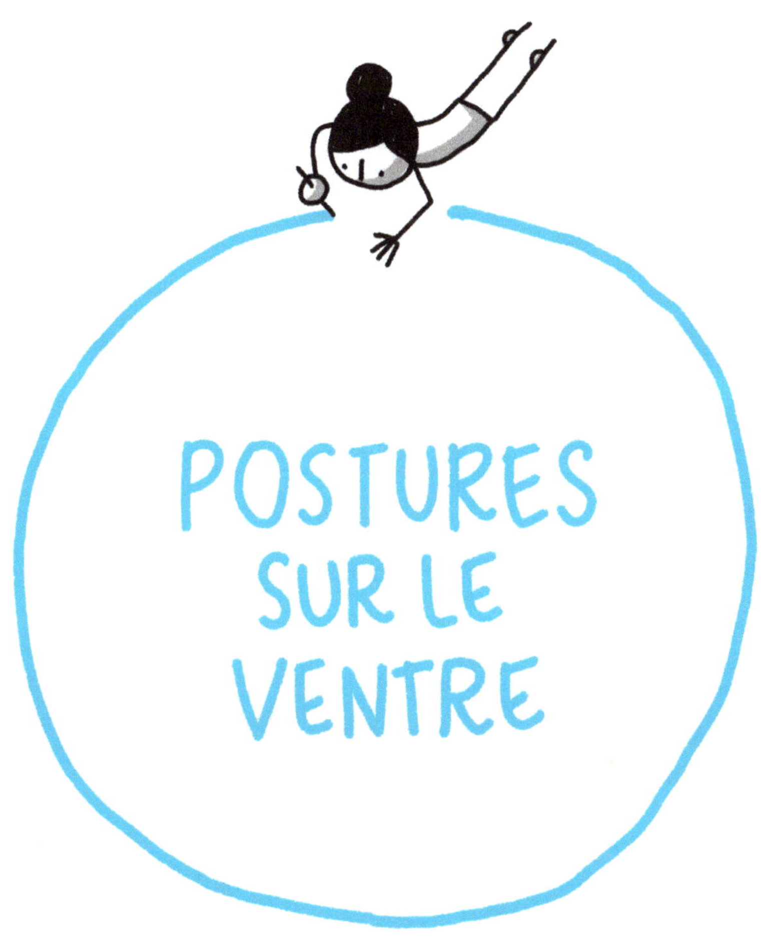

POSTURES
SUR LE
VENTRE

BHUJANGASANA

COBRA

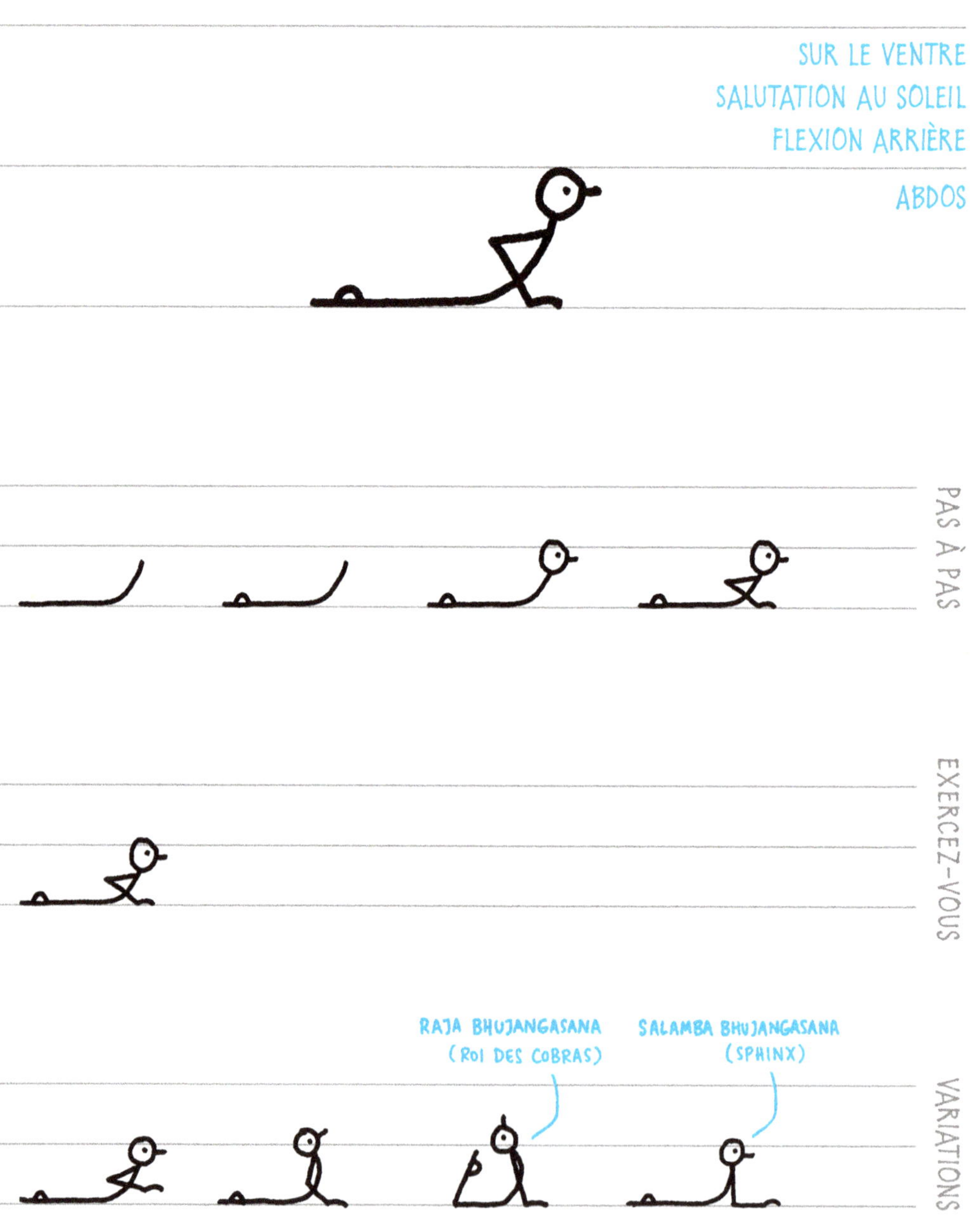

SALABHASANA

SUR LE VENTRE
FLEXION ARRIÈRE
ABDOS

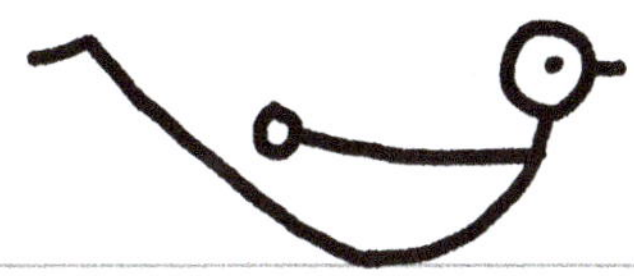

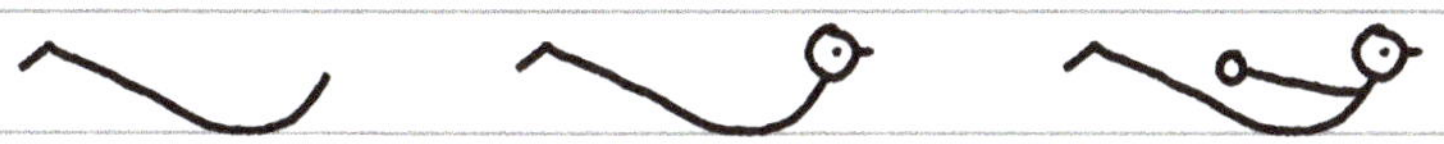

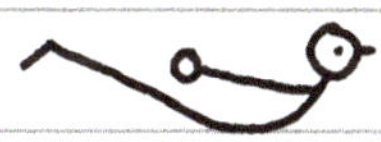

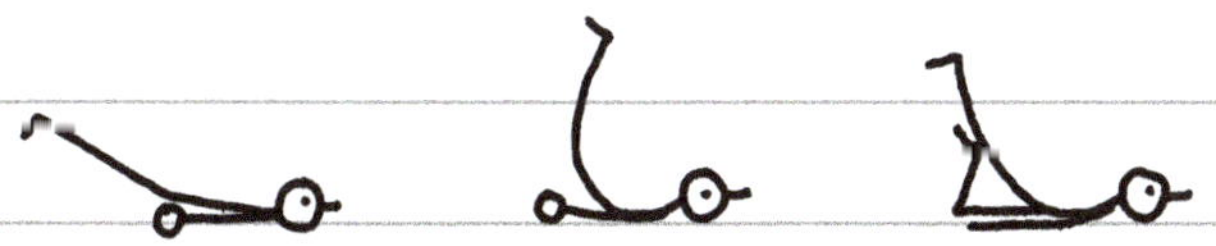

VIPARITA SHALABHASANA

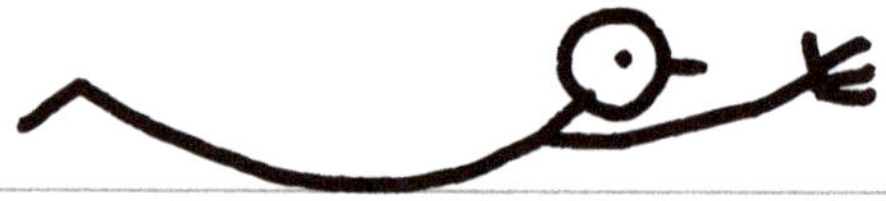

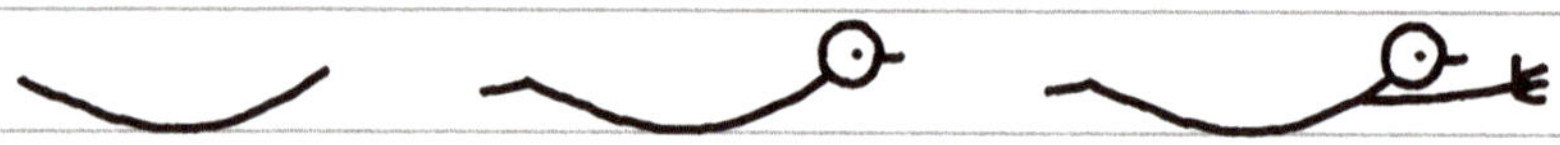

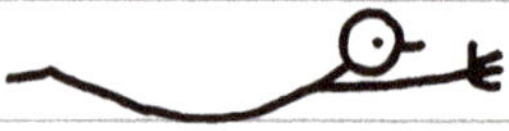

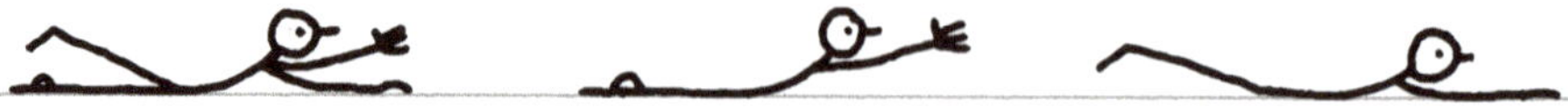

DHANURASANA

PAS À PAS

EXERCEZ-VOUS

PRÉPARATION

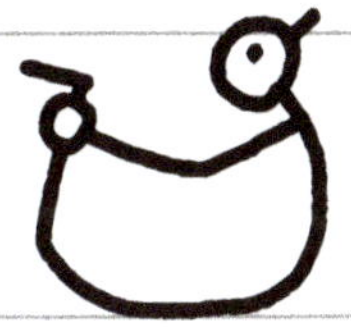

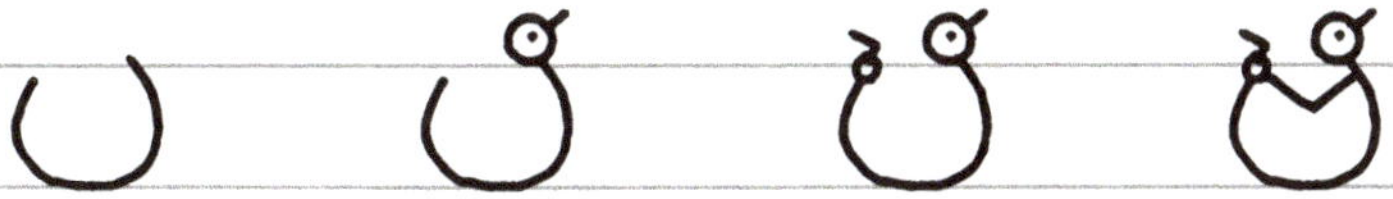

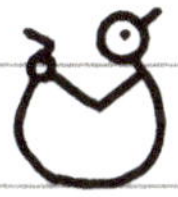

VARIATIONS

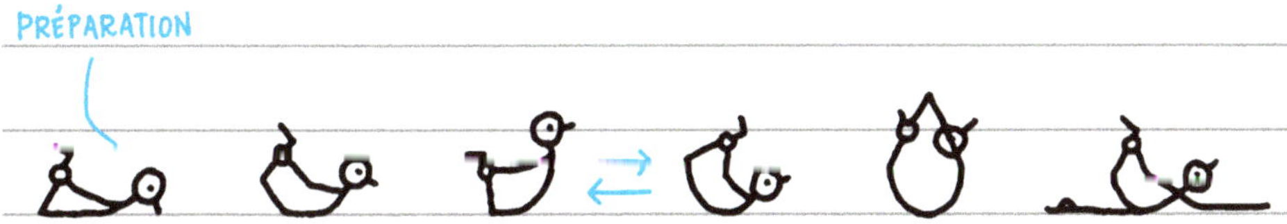

MAKRASANA

CROCODILE

SUR LE VENTRE
RELAXATION

PAS À PAS

EXERCEZ-VOUS

VARIATIONS

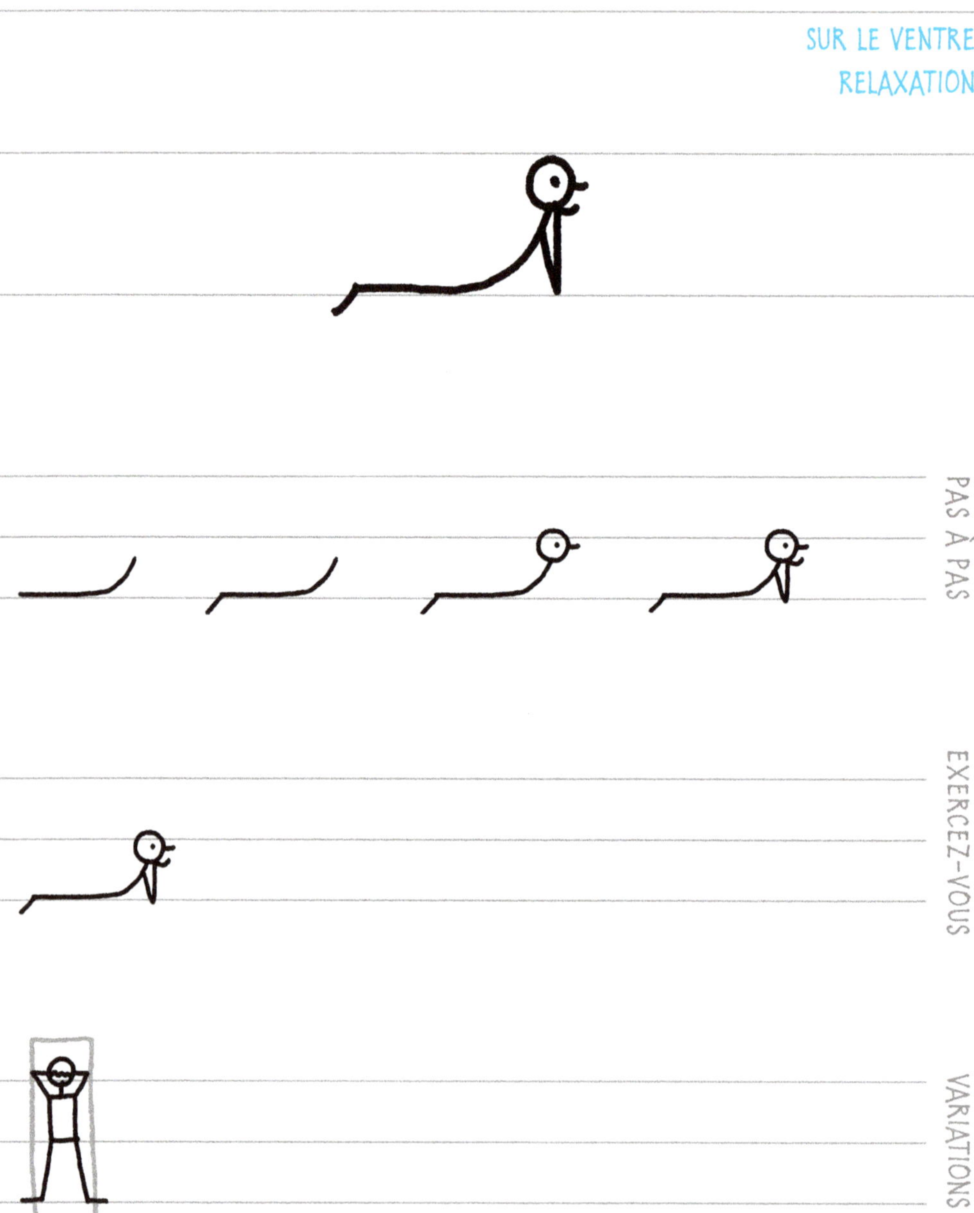

BHEKASANA
GRENOUILLE

ARDHA BEKASANA
(DEMI-GRENOUILLE)

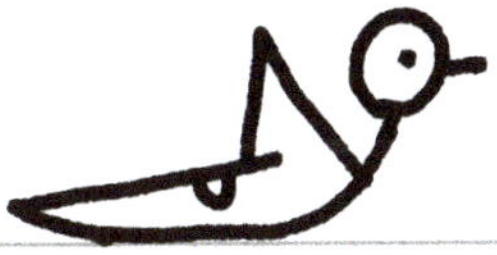

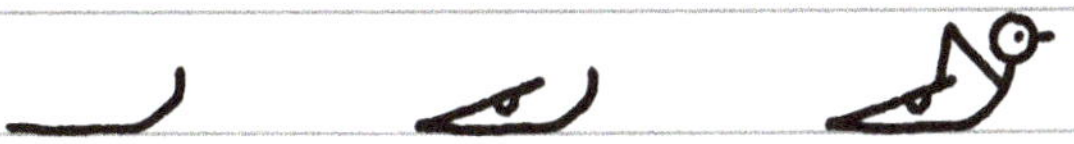

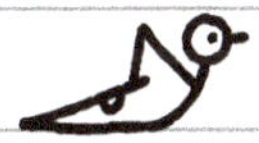

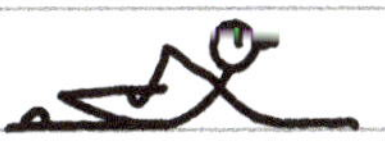

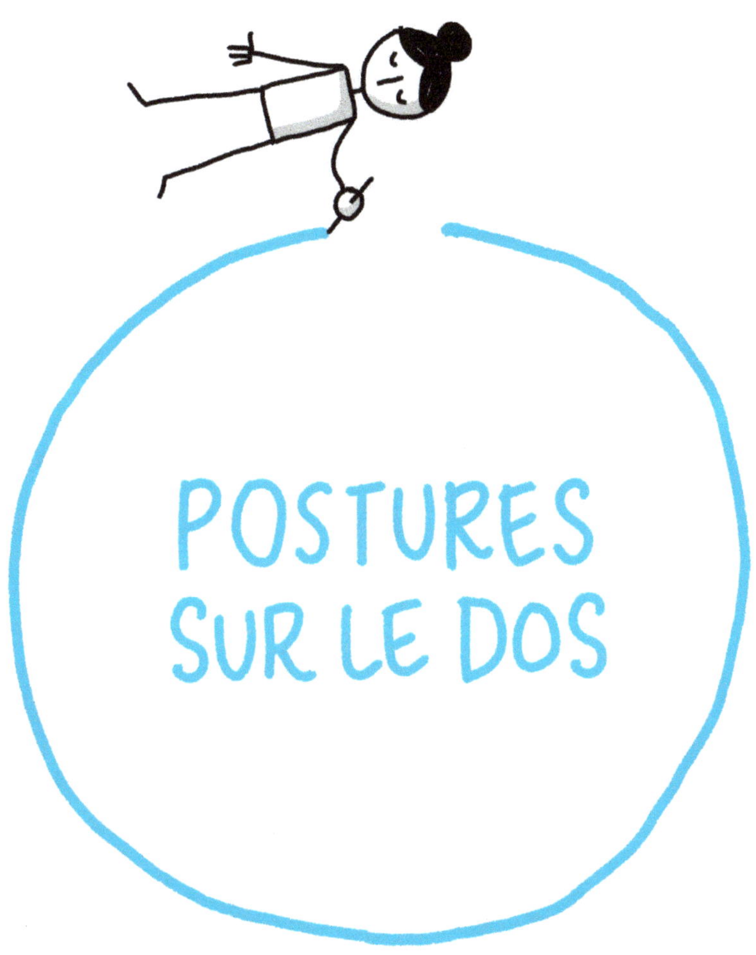
POSTURES
SUR LE DOS

SAVASANA
POSTURE DU CADAVRE

SUR LE DOS
RELAXATION

PAS À PAS

EXERCEZ-VOUS

VARIATIONS

SUPTA BADDHAKONASANA
(PAPILLON COUCHÉ)

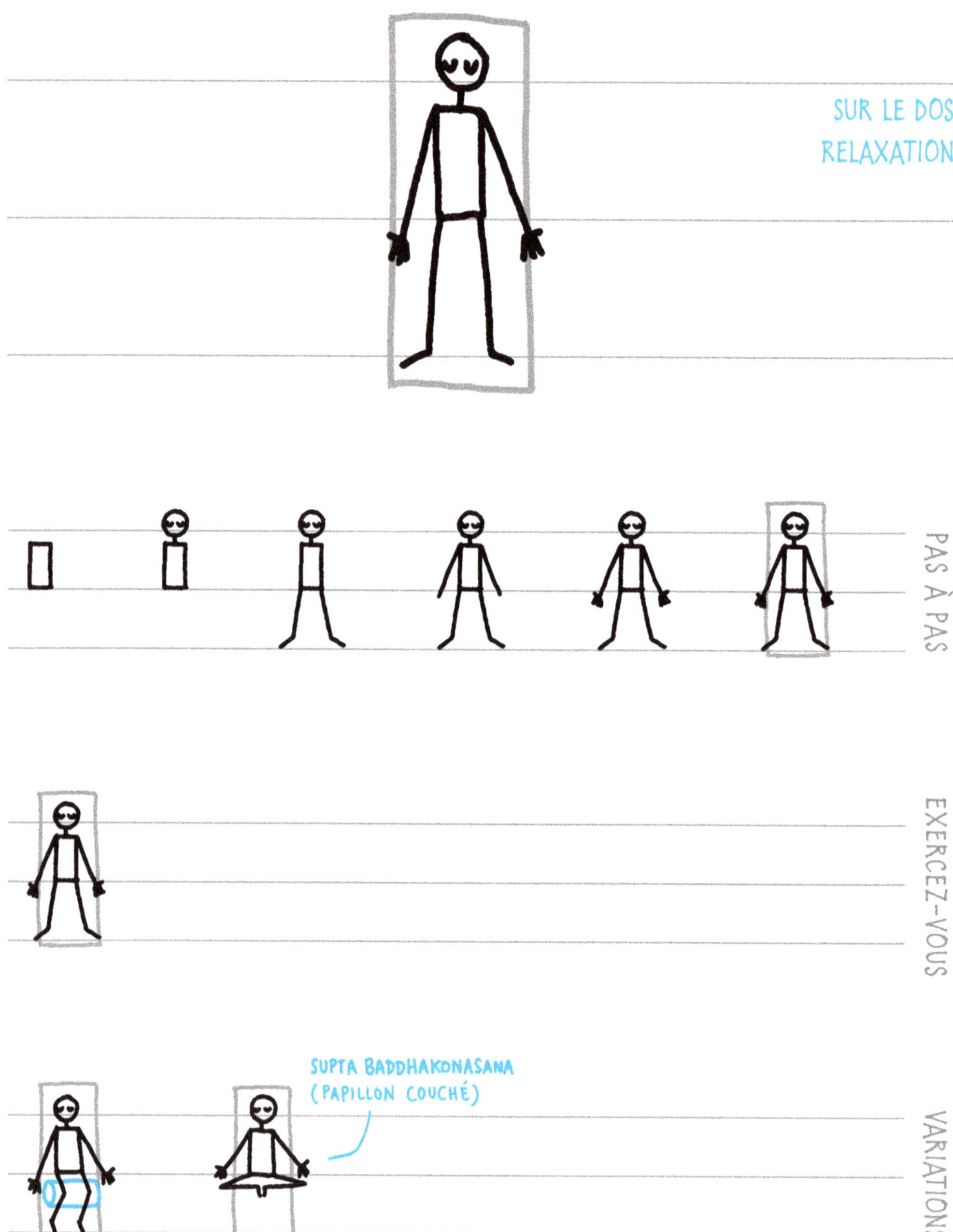

PRÉPARATION DE SAVASANA
TENSION DU CORPS ENTIER

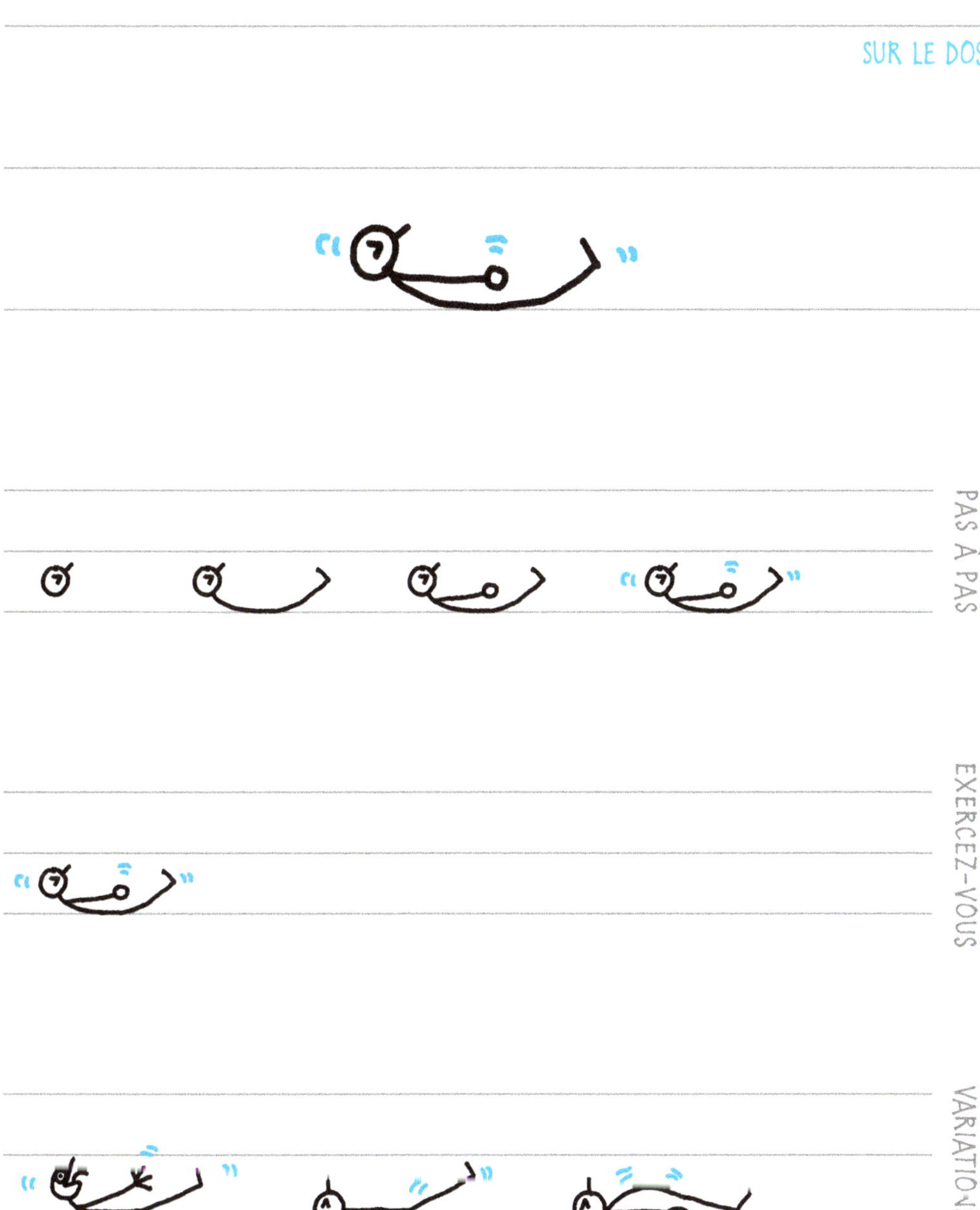

APANASANA

POSTURE DES GENOUX À LA POITRINE

SUR LE DOS
RELAXATION

PAS À PAS

EXERCEZ-VOUS

VARIATIONS

ANANDA BALASANA
(ENFANT HEUREUX)

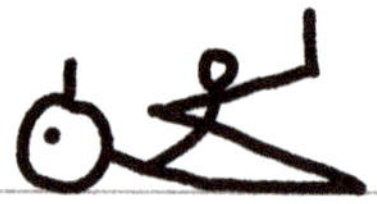

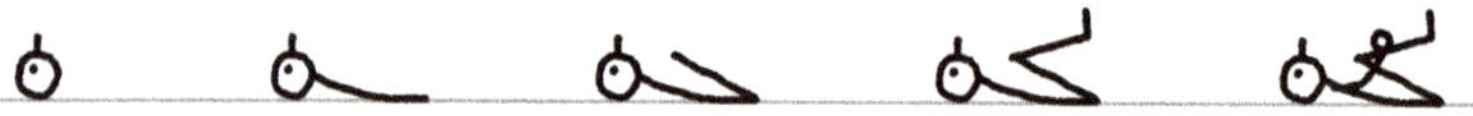

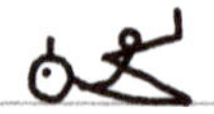

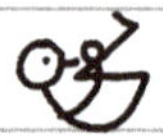

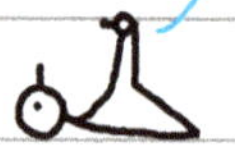

SUPTA KAPOTASANA
PIGEON COUCHÉ

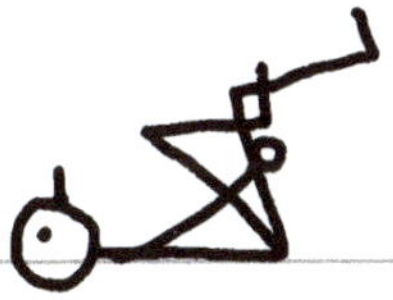

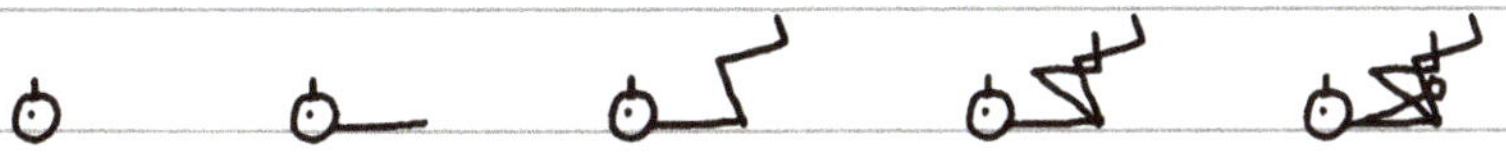

PRÉPARATION

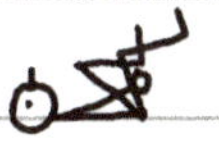

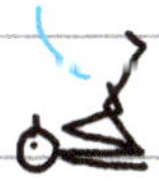

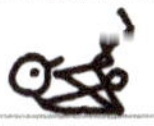

SUPTA PADANGUSTHASANA

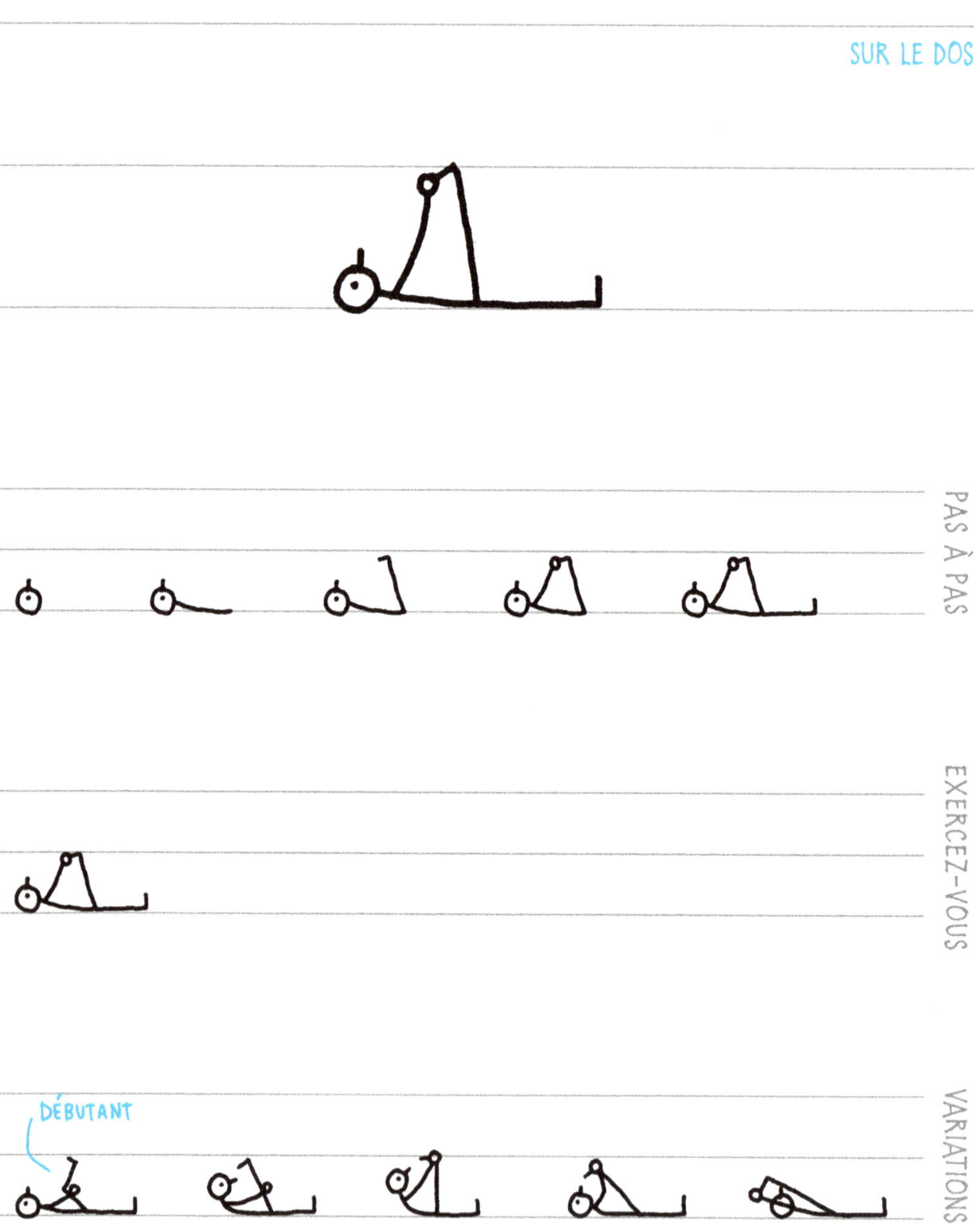

SUPTA MATSYENDRASANA

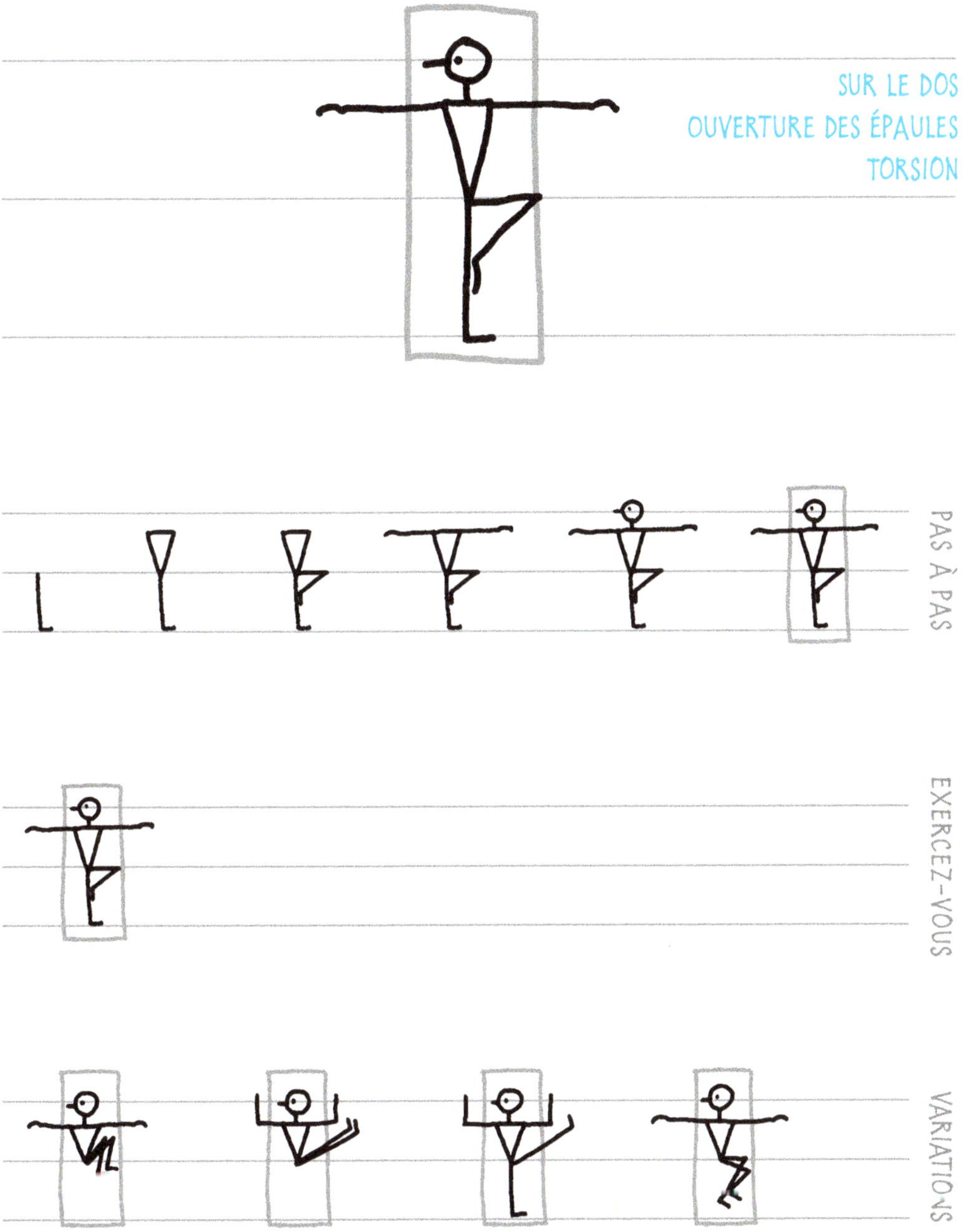

UTTANPADASANA

POSTURE DES JAMBES LEVÉES

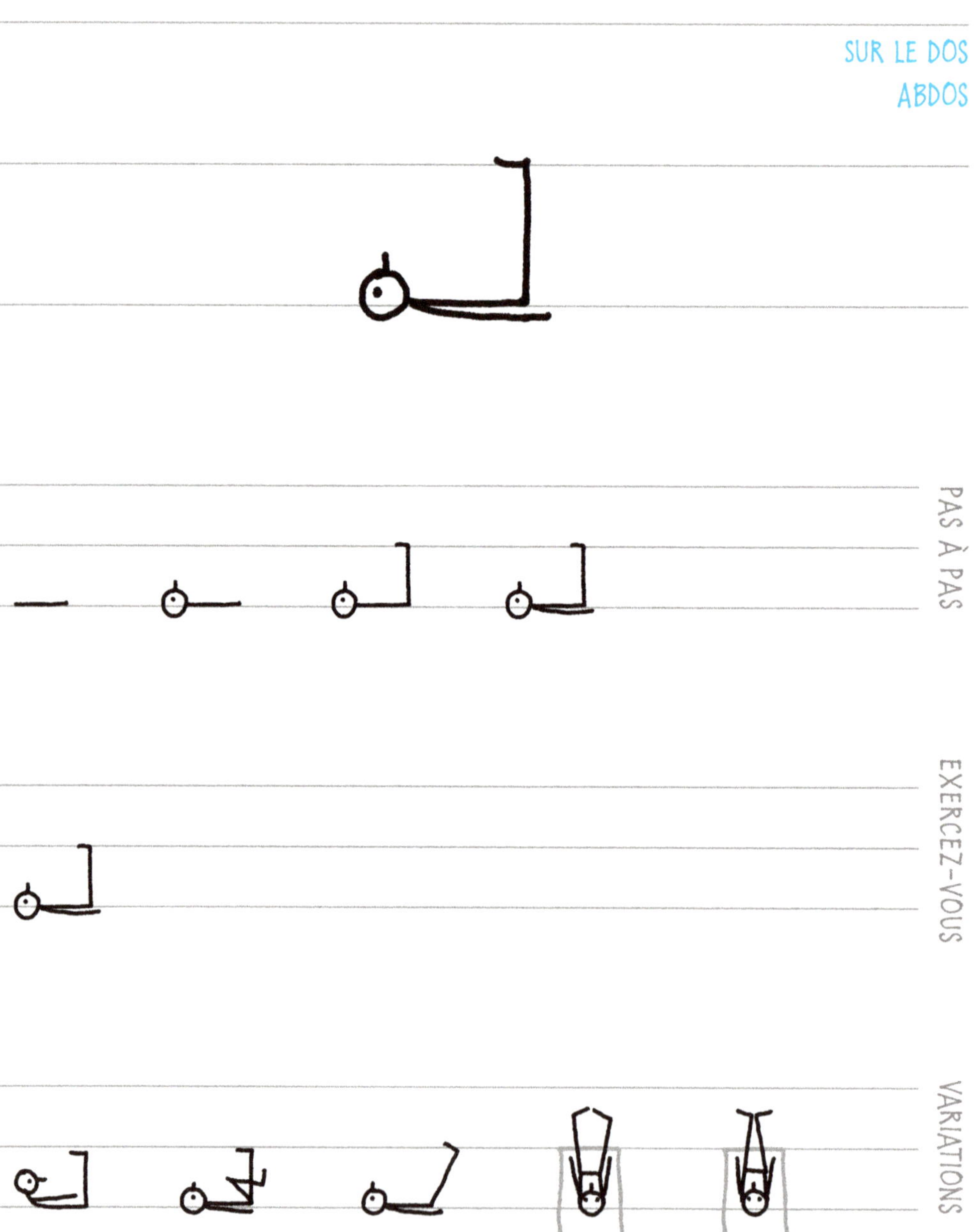

EKA PADA UTTANPADASANA

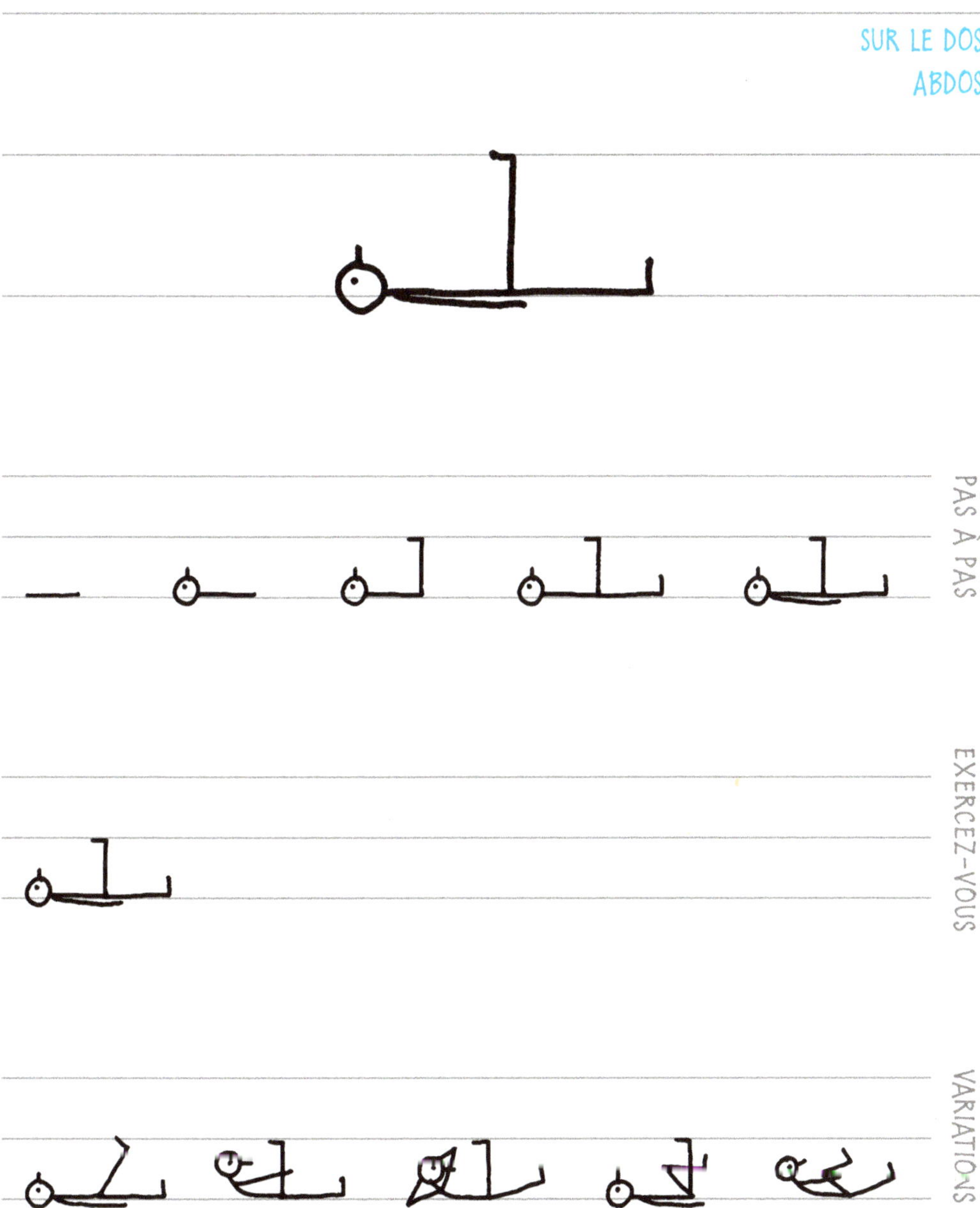

HALASANA

DÉBUTANT

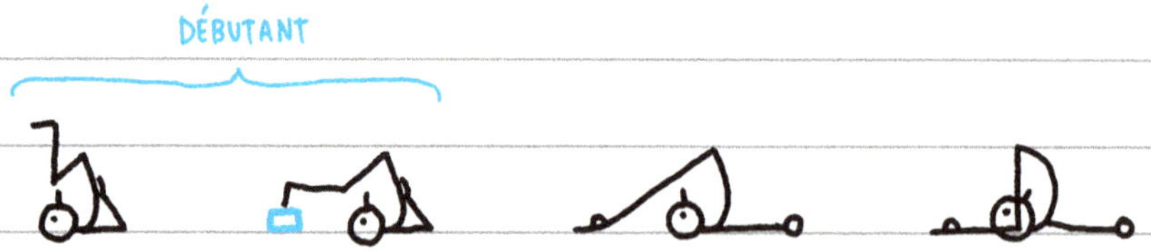

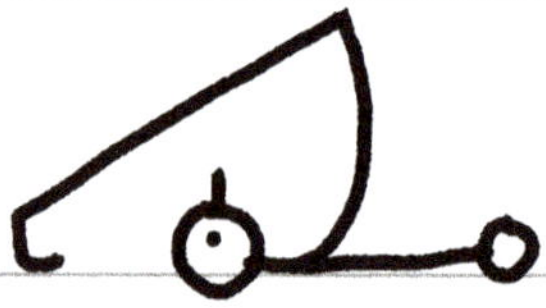

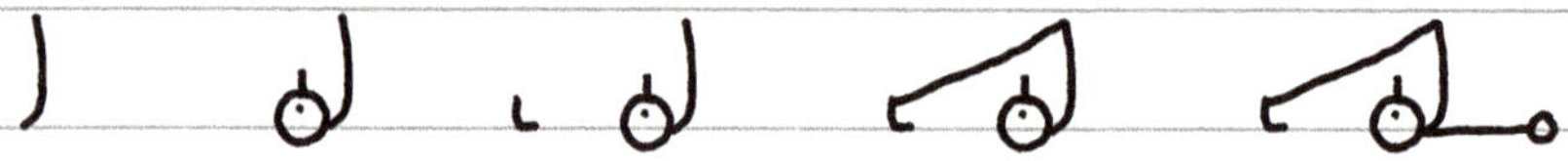

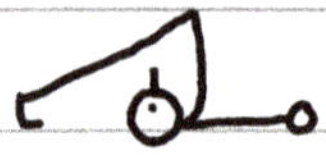

MATSYASANA
POISSON

SUR LE DOS
FLEXION ARRIÈRE

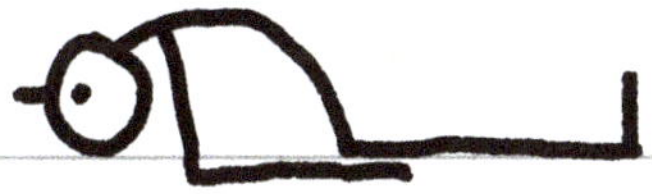

PAS À PAS

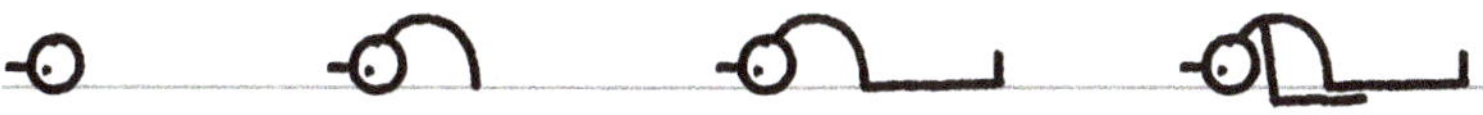

EXERCEZ-VOUS

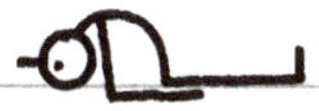

VARIATIONS

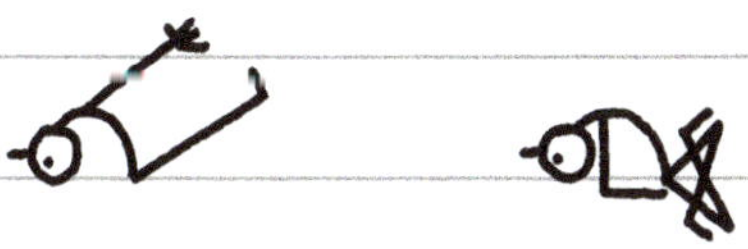

SETU BANDHA SARVANGASANA

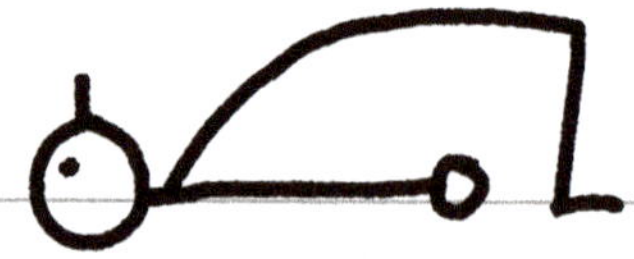

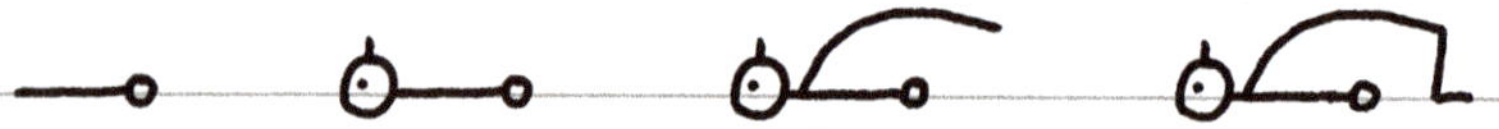

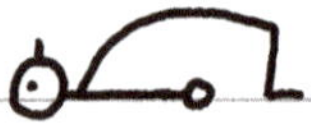

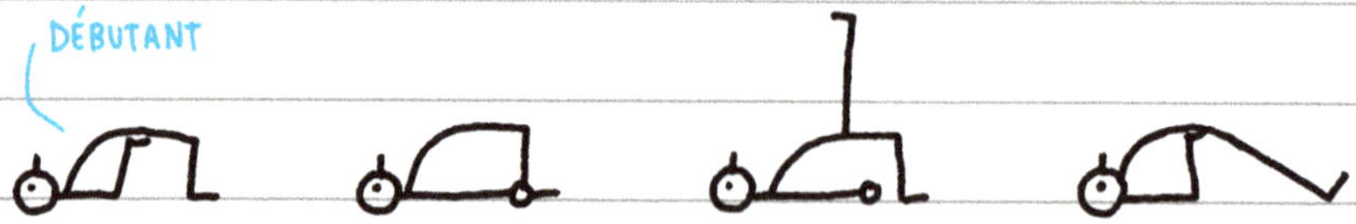

CHAKRASANA

ROUE

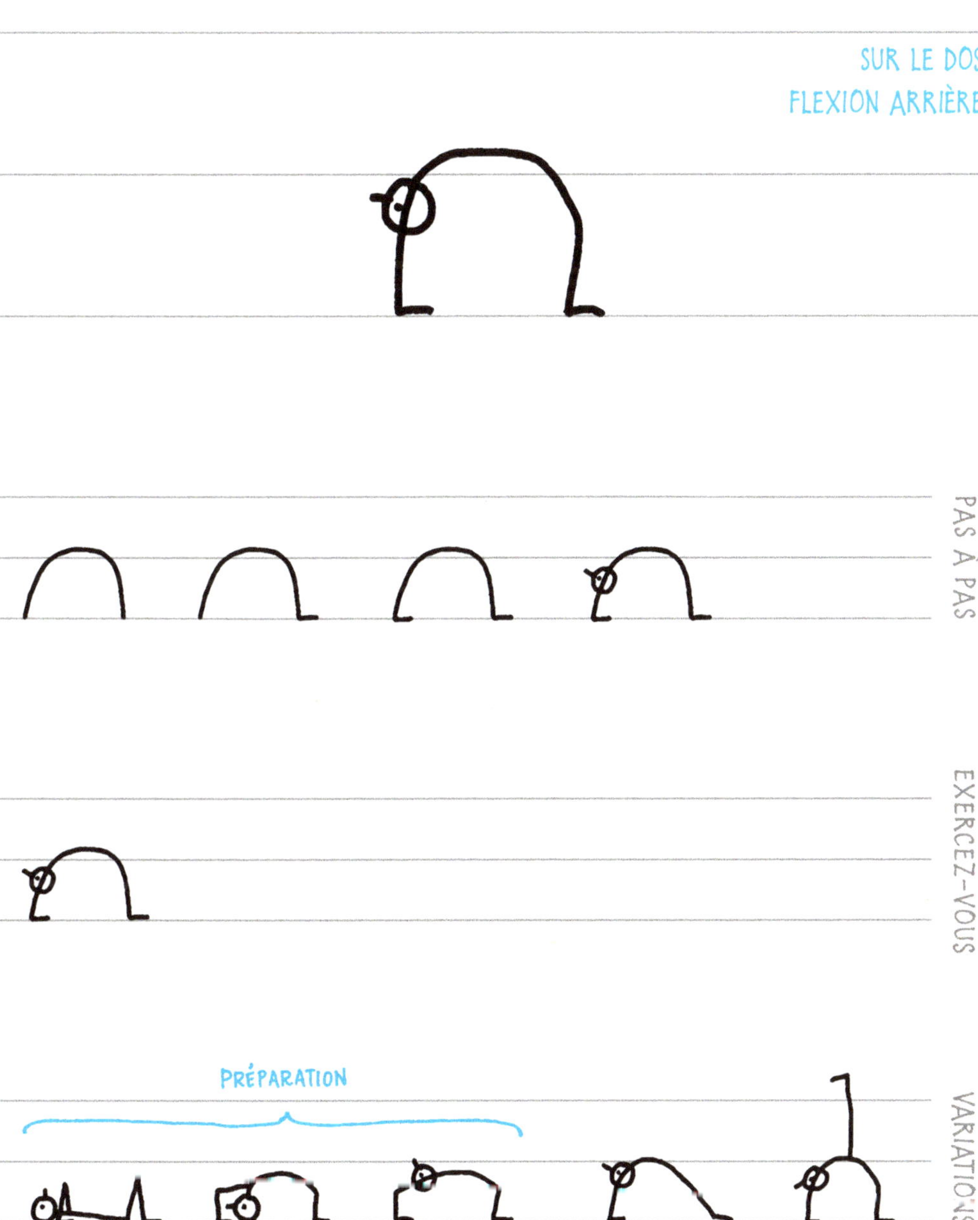

YOGA NIDRASANA

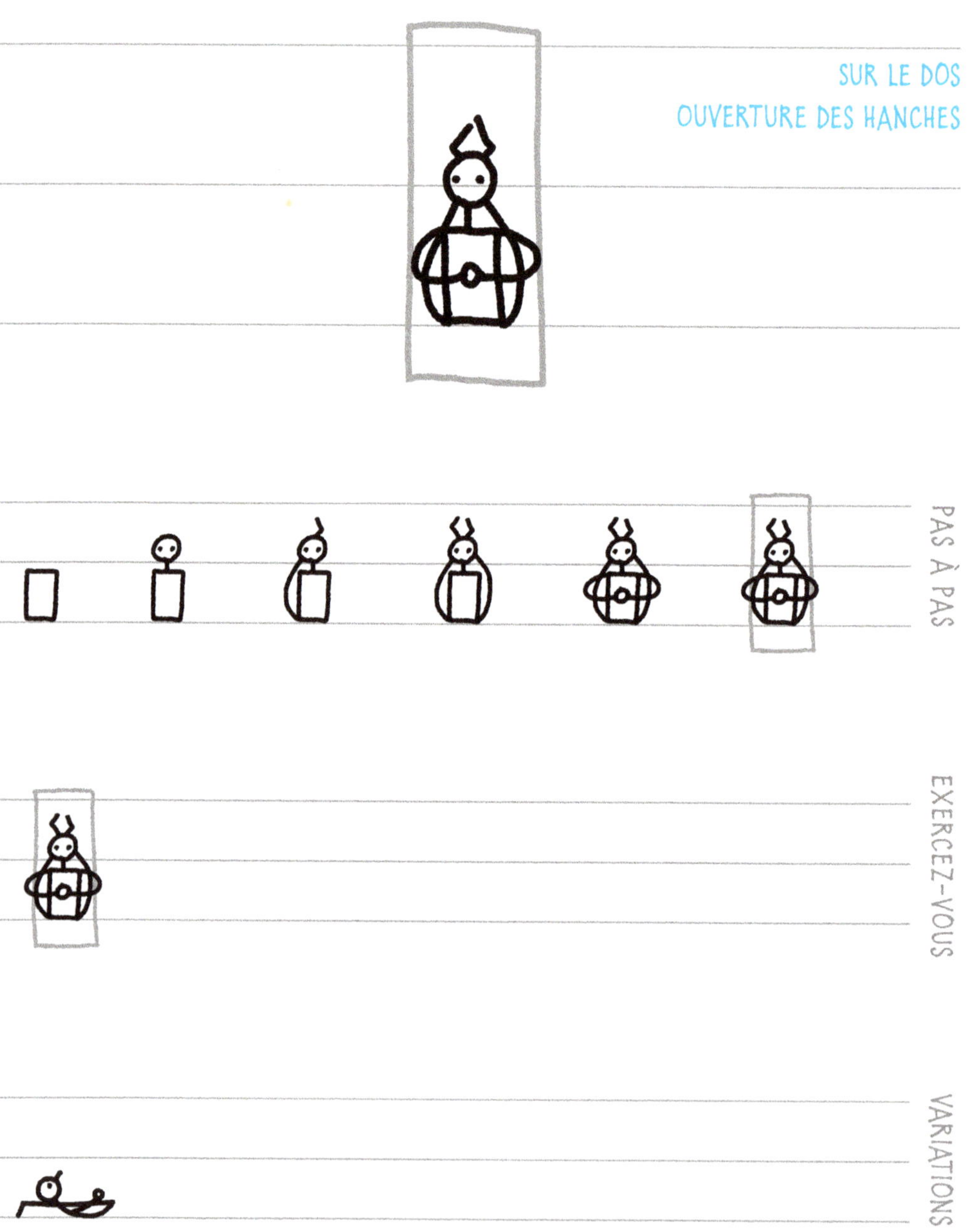

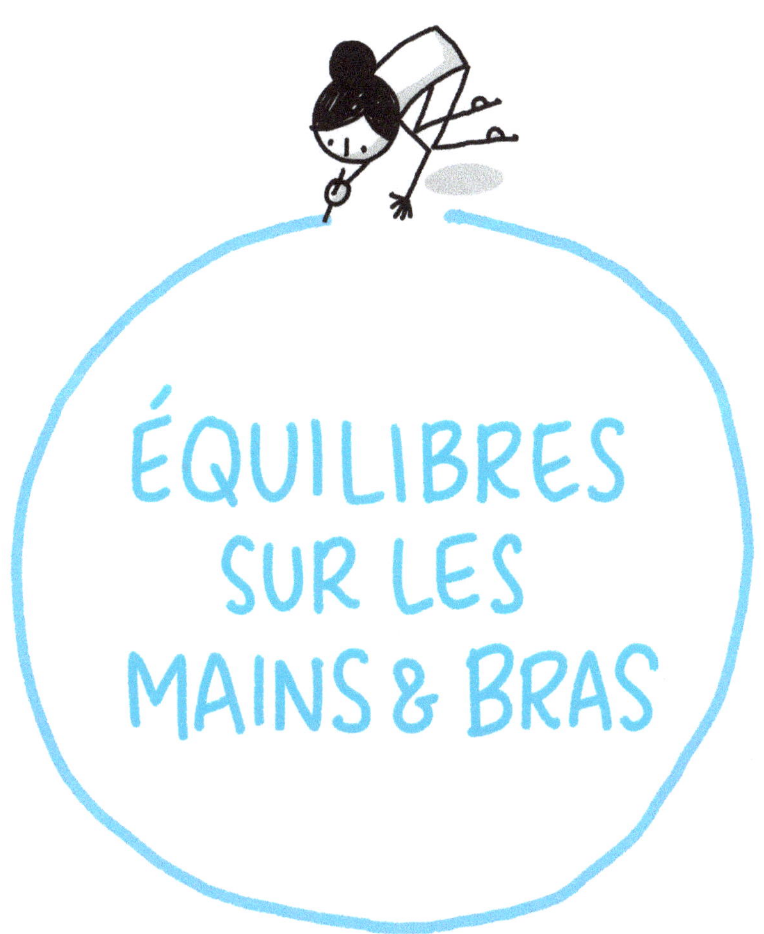

ÉQUILIBRES SUR LES MAINS & BRAS

KUMBHAKASANA

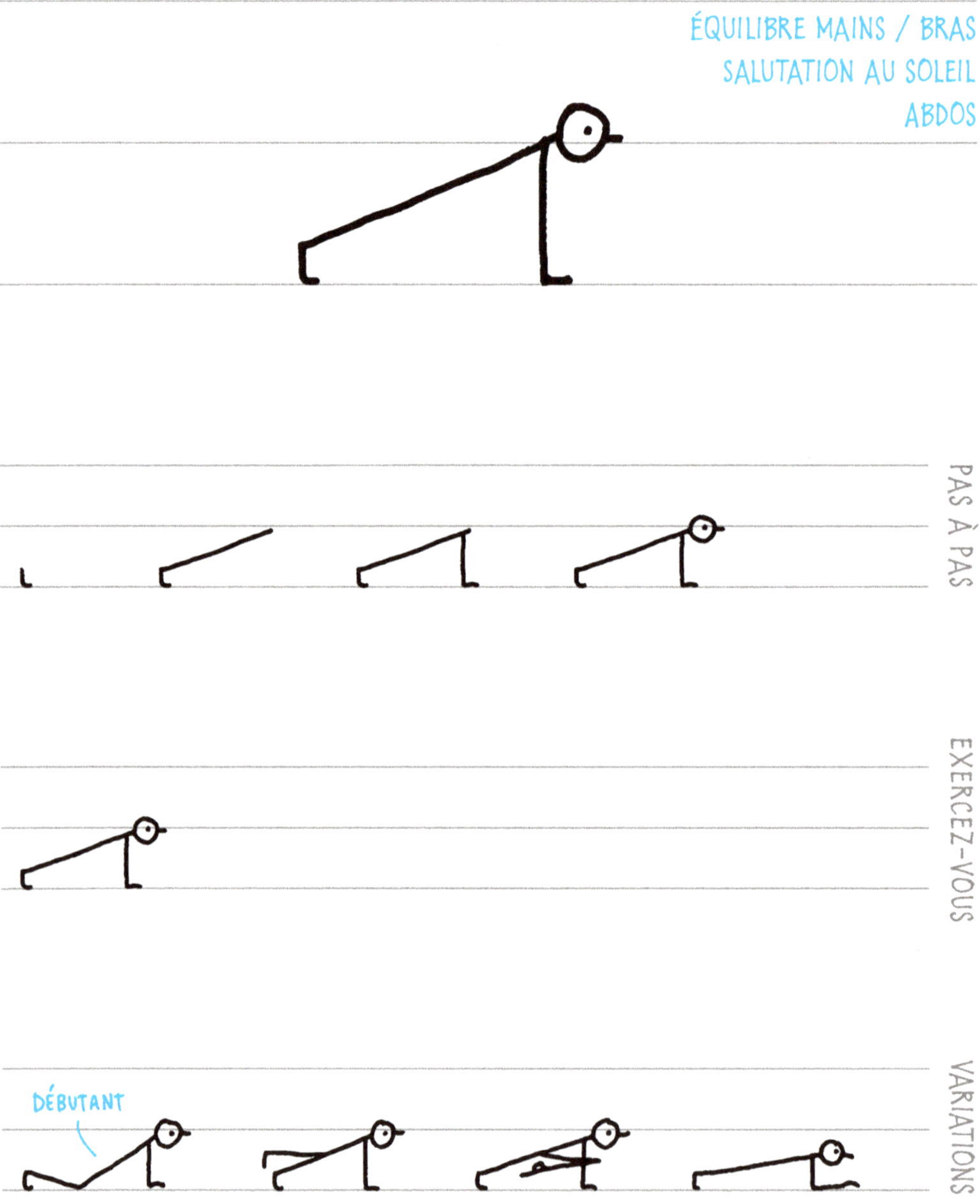

VASISTHASANA
PLANCHE LATÉRALE

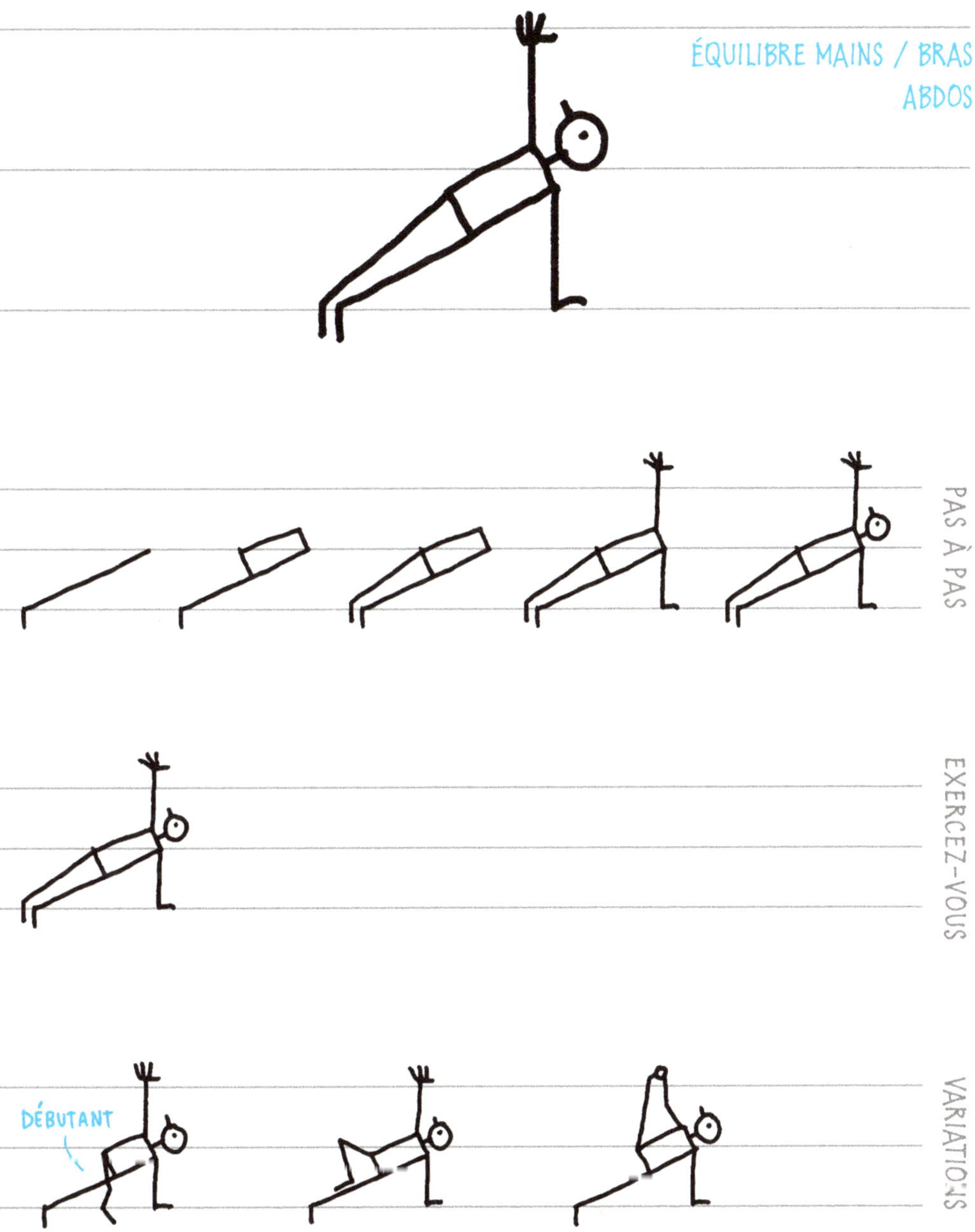

CHATURANGA DANDASANA

BÂTON À QUATRE MEMBRES

ÉQUILIBRE MAINS / BRAS
SALUTATION AU SOLEIL
ABDOS

PAS À PAS

EXERCEZ-VOUS

VARIATIONS

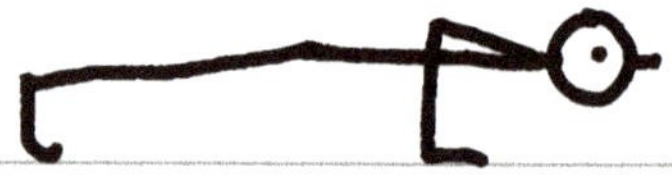

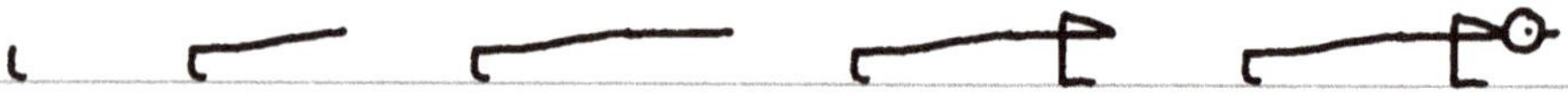

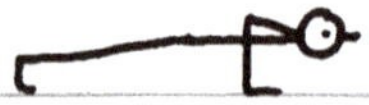

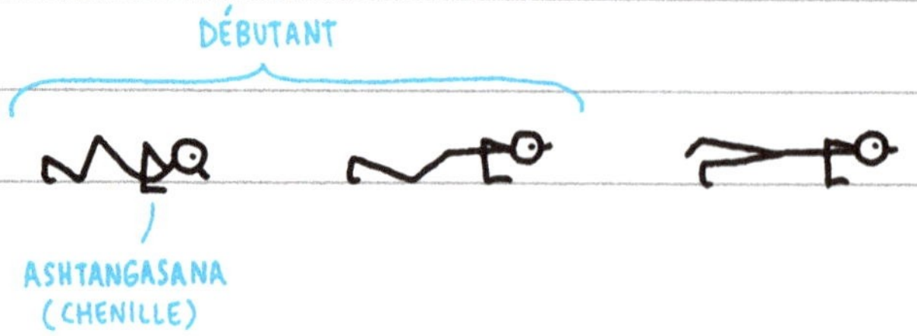

URDHVA MUKHA SVANASANA

CHIEN TÊTE EN HAUT

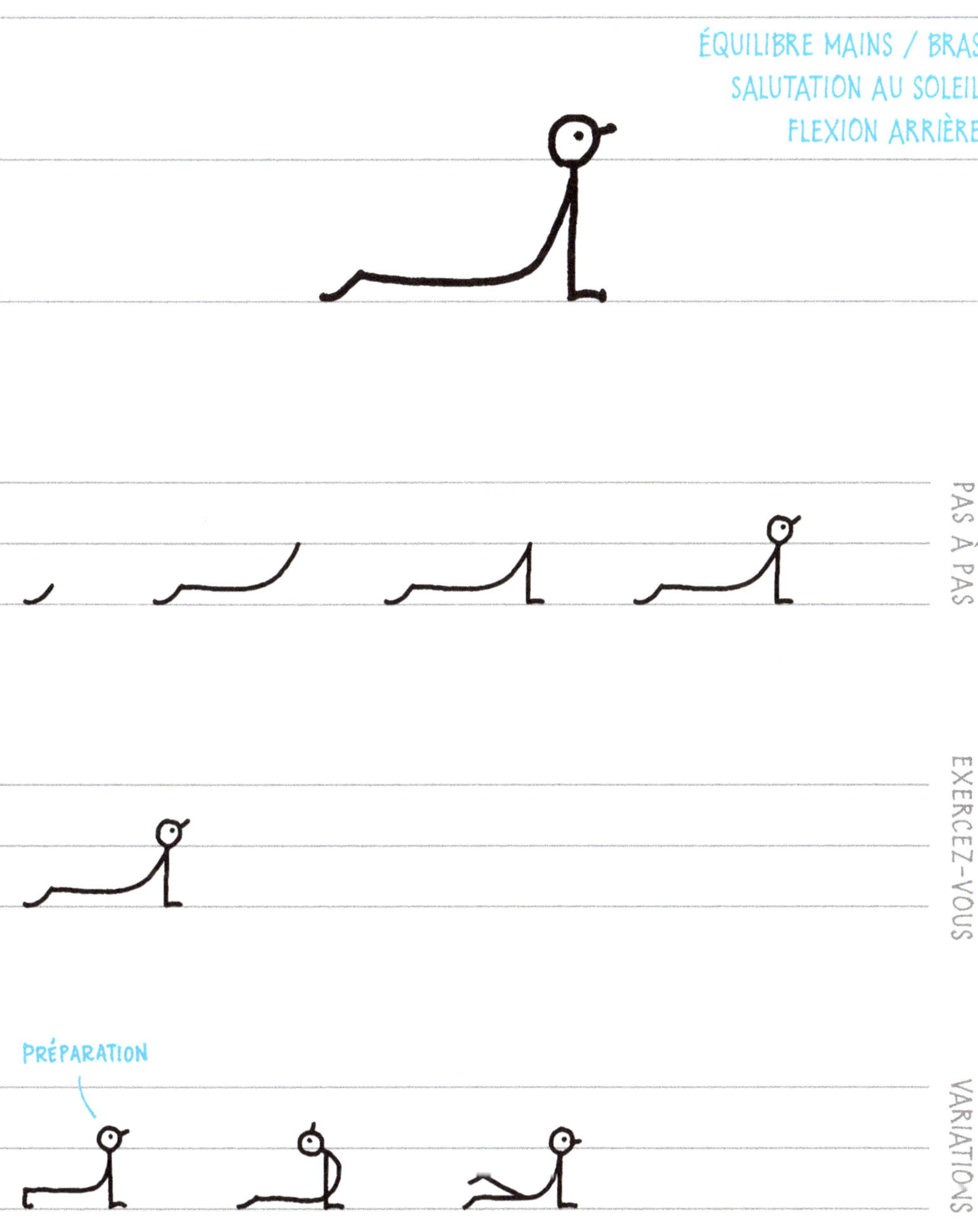

ARDHA PINCHA MAYURASANA

DAUPHIN

ÉQUILIBRE MAINS / BRAS
ABDOS
INVERSION

PAS À PAS

EXERCEZ-VOUS

VARIATIONS

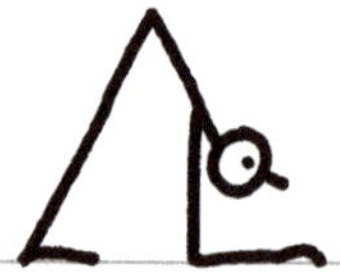

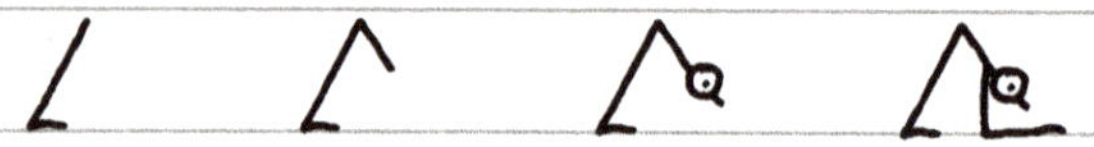

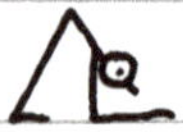

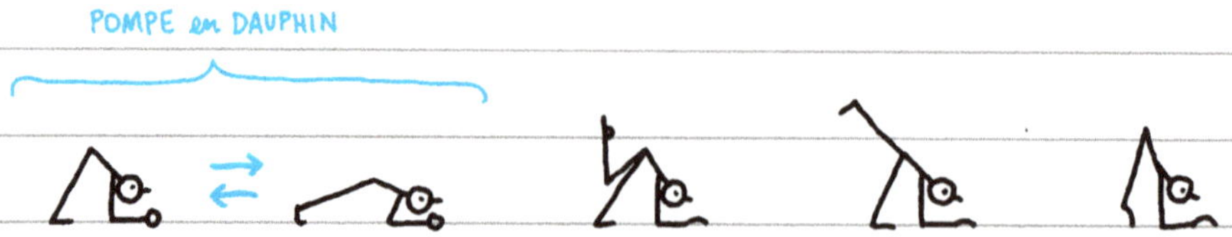

PURVOTTANASANA
PLANCHE VERS LE HAUT

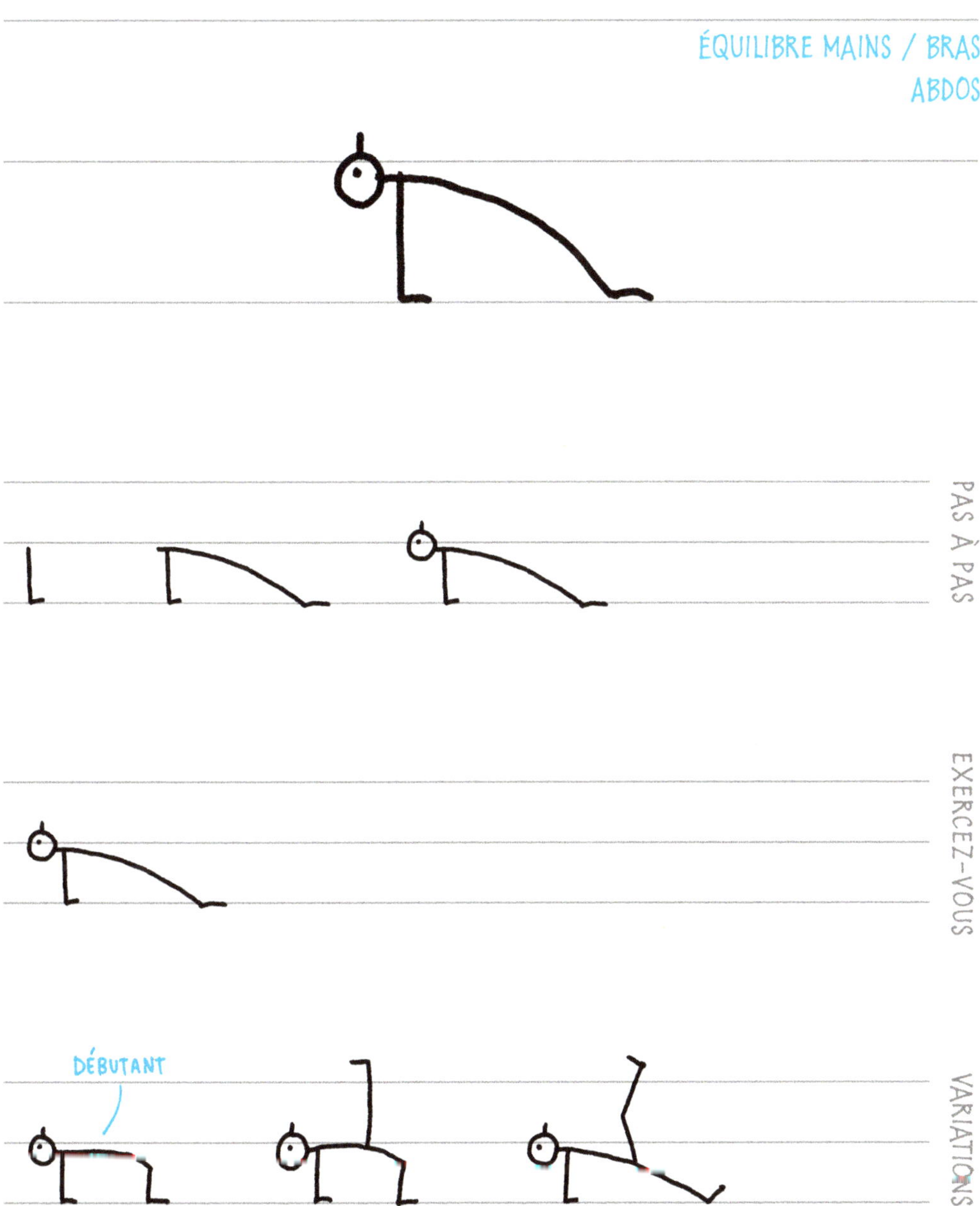

BAKASANA

CORBEAU

ÉQUILIBRE MAINS / BRAS
ABDOS

PAS À PAS

EXERCEZ-VOUS

PRÉPARATION

EKA PADA BAKASANA
(CORBEAU SUR UNE JAMBE)

PETIT CORBEAU

VARIATIONS

BHUJAPIDASANA

DÉVELOPPÉ ÉPAULES

ÉQUILIBRE MAINS / BRAS
ABDOS

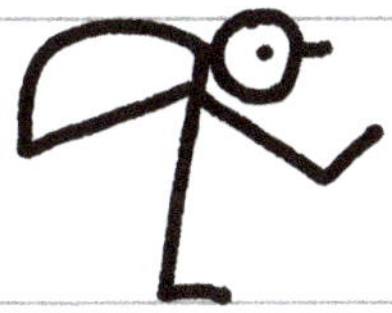

PAS À PAS

EXERCEZ-VOUS

VARIATIONS

PRÉPARATION
TITIBASANA
(LUCIOLE)

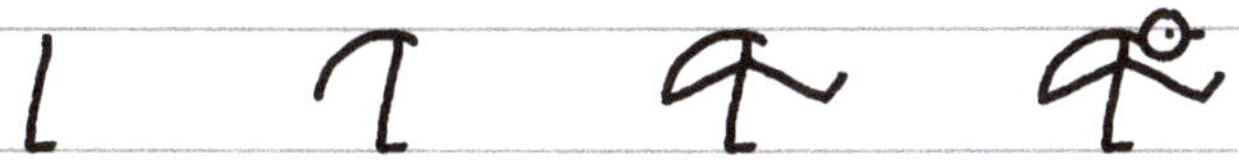

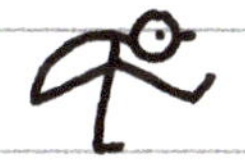

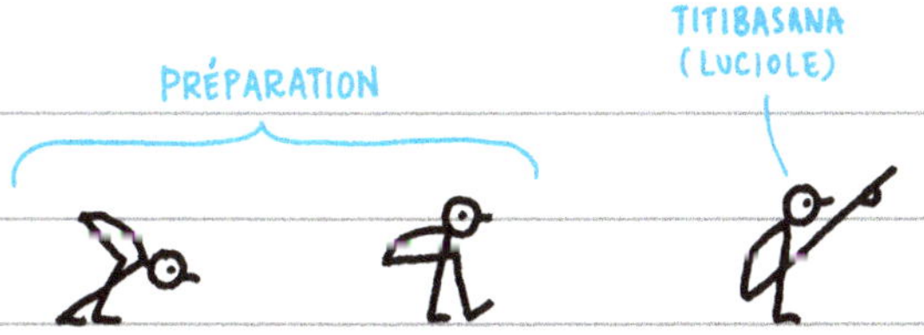

PARSVA BAKASANA

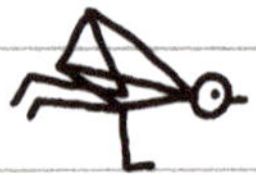

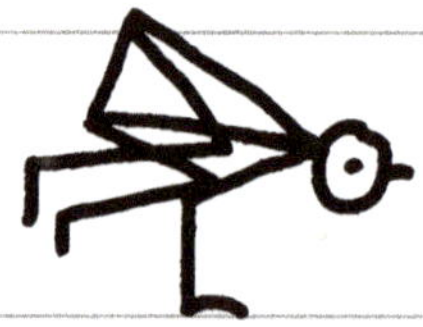

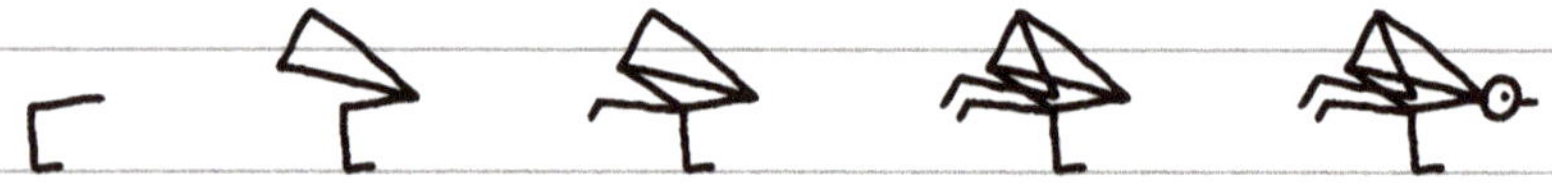

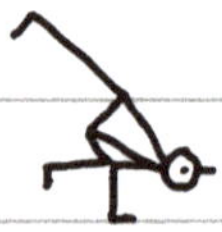

TOLASANA

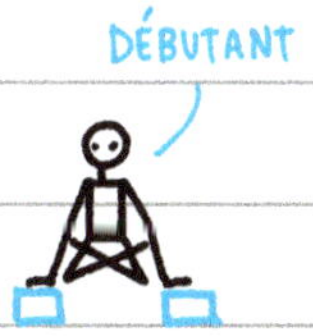

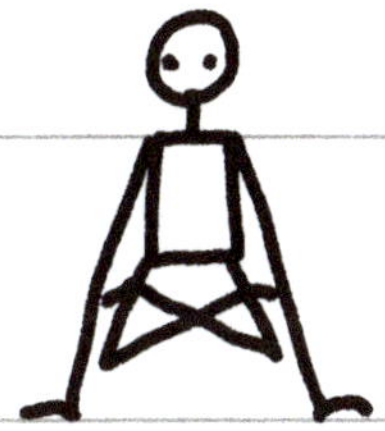

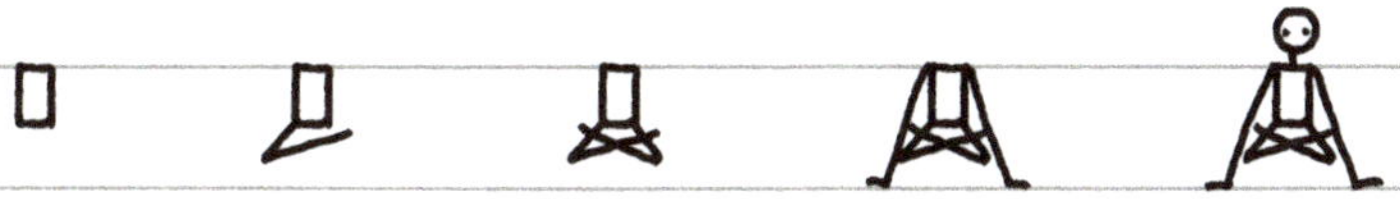

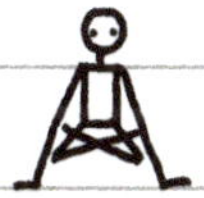

LOLASANA

PRÉPARATION

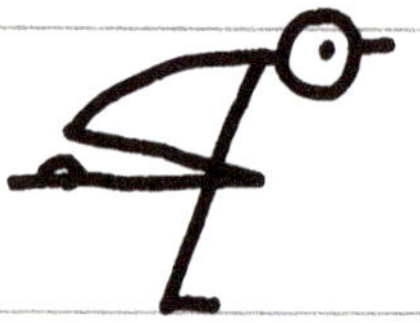

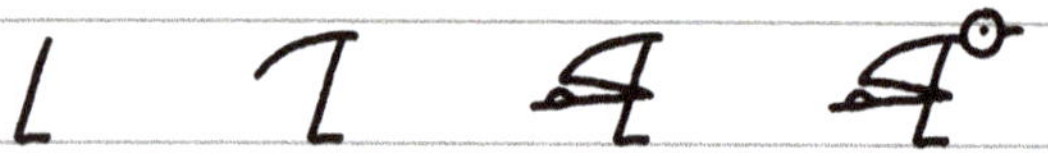

DÉBUTANT

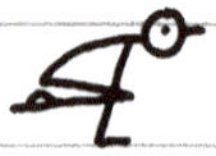

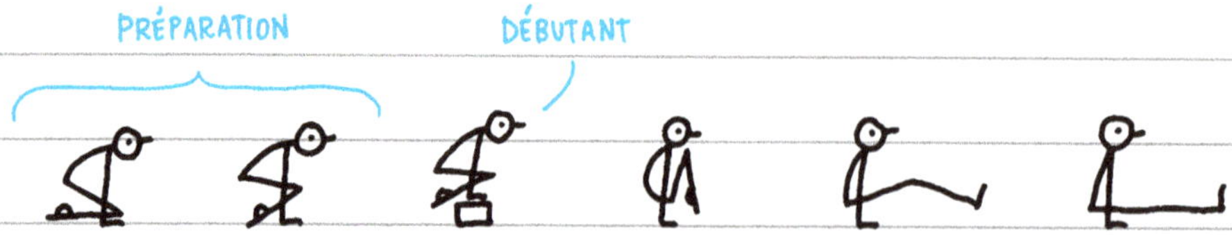

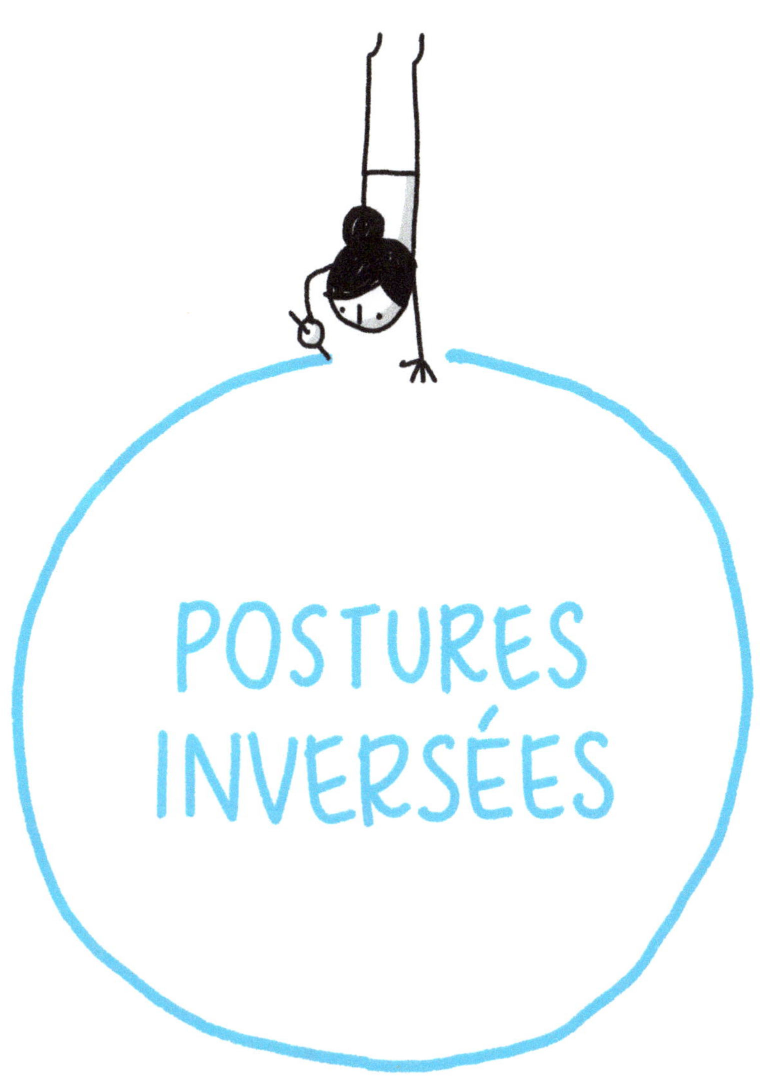

POSTURES INVERSÉES

SARVANGASANA

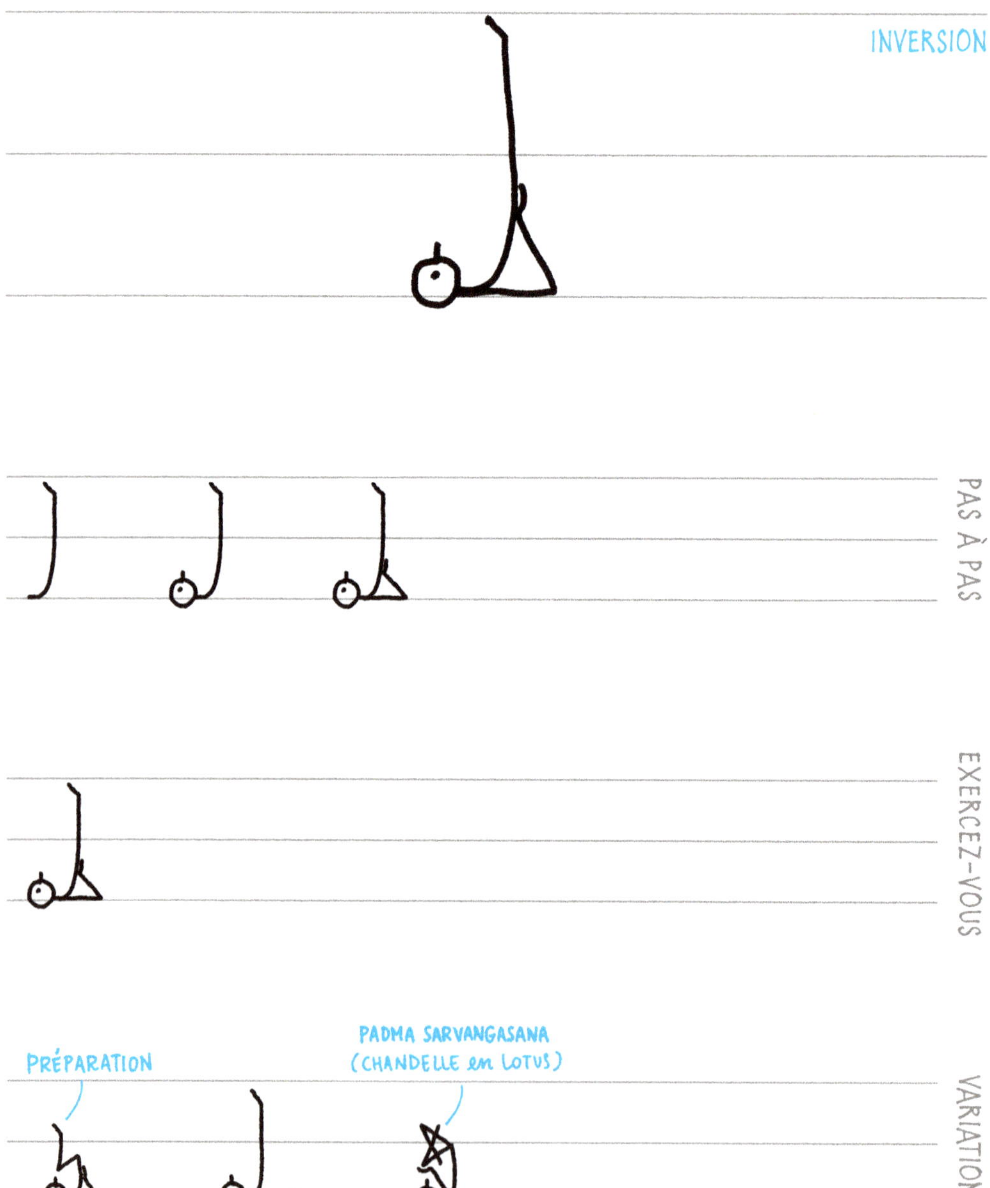

PINCHA MAYURASANA

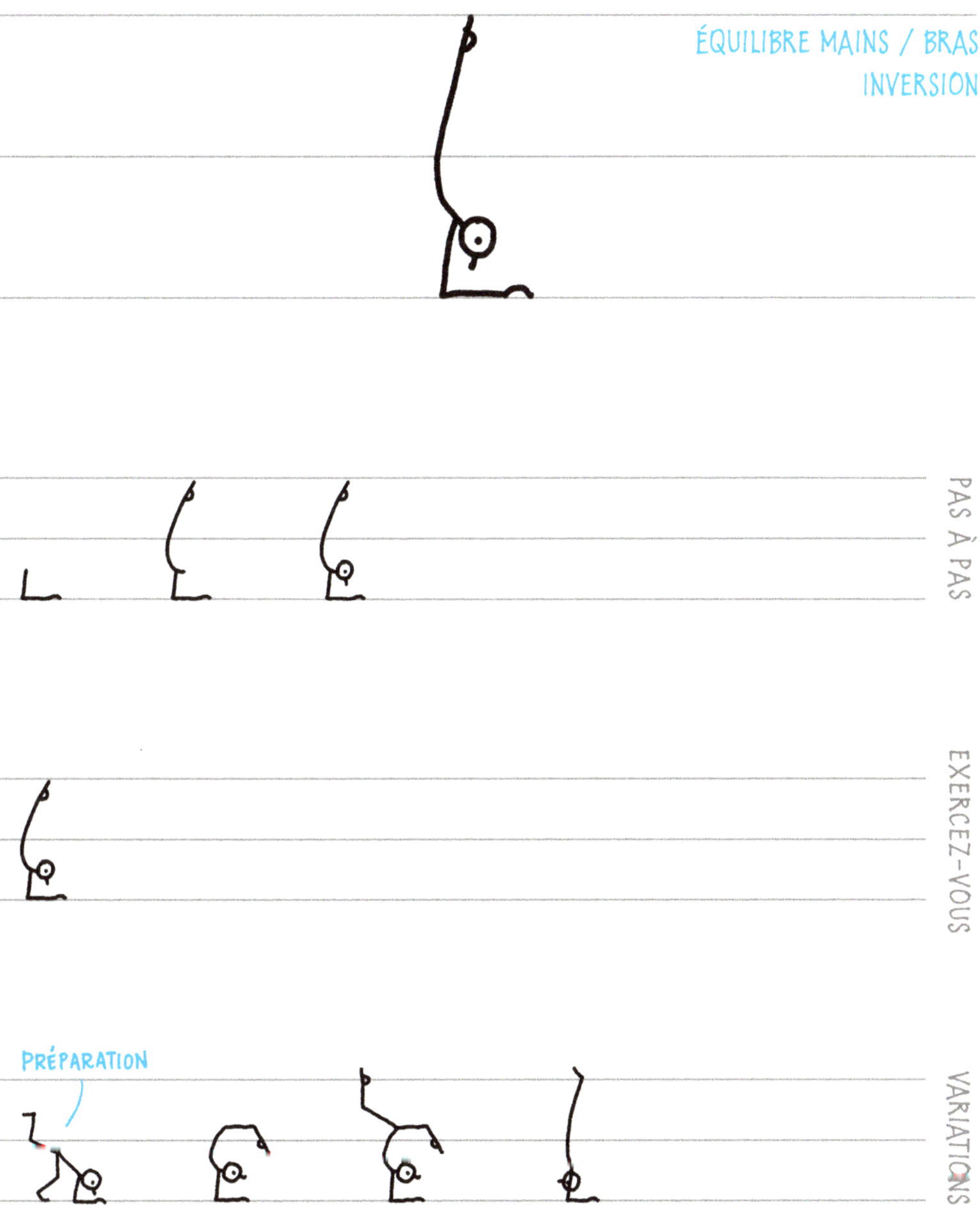

ADHO MUKHA VRKSASANA

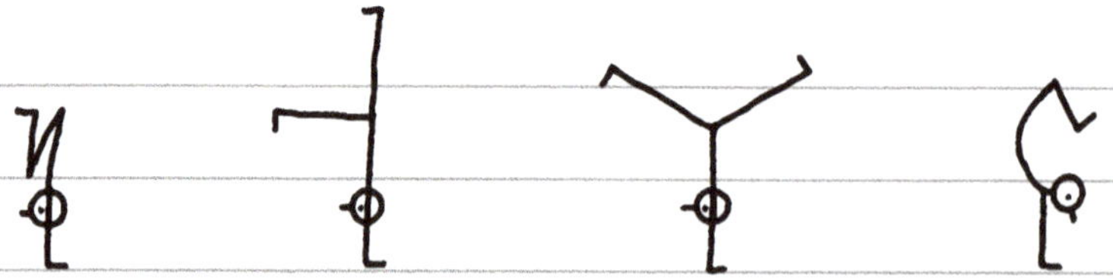

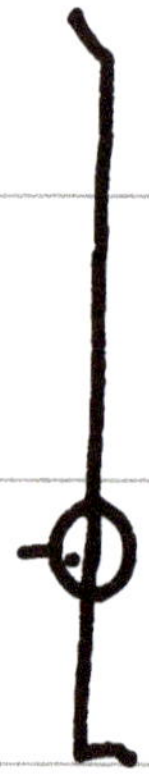

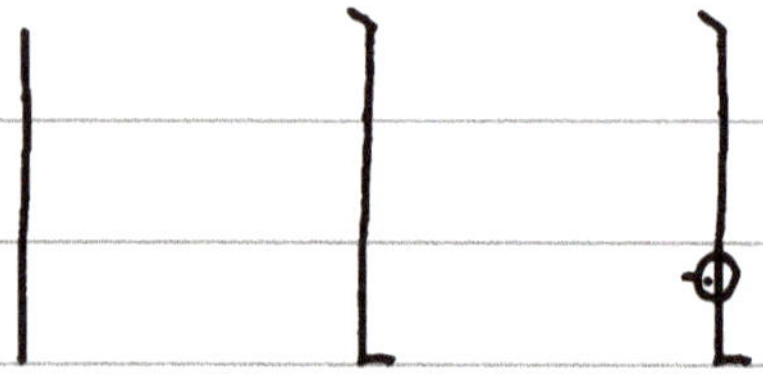

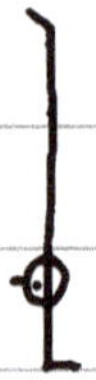

SALAMBA SIRSASANA
ÉQUILIBRE SUR LA TÊTE

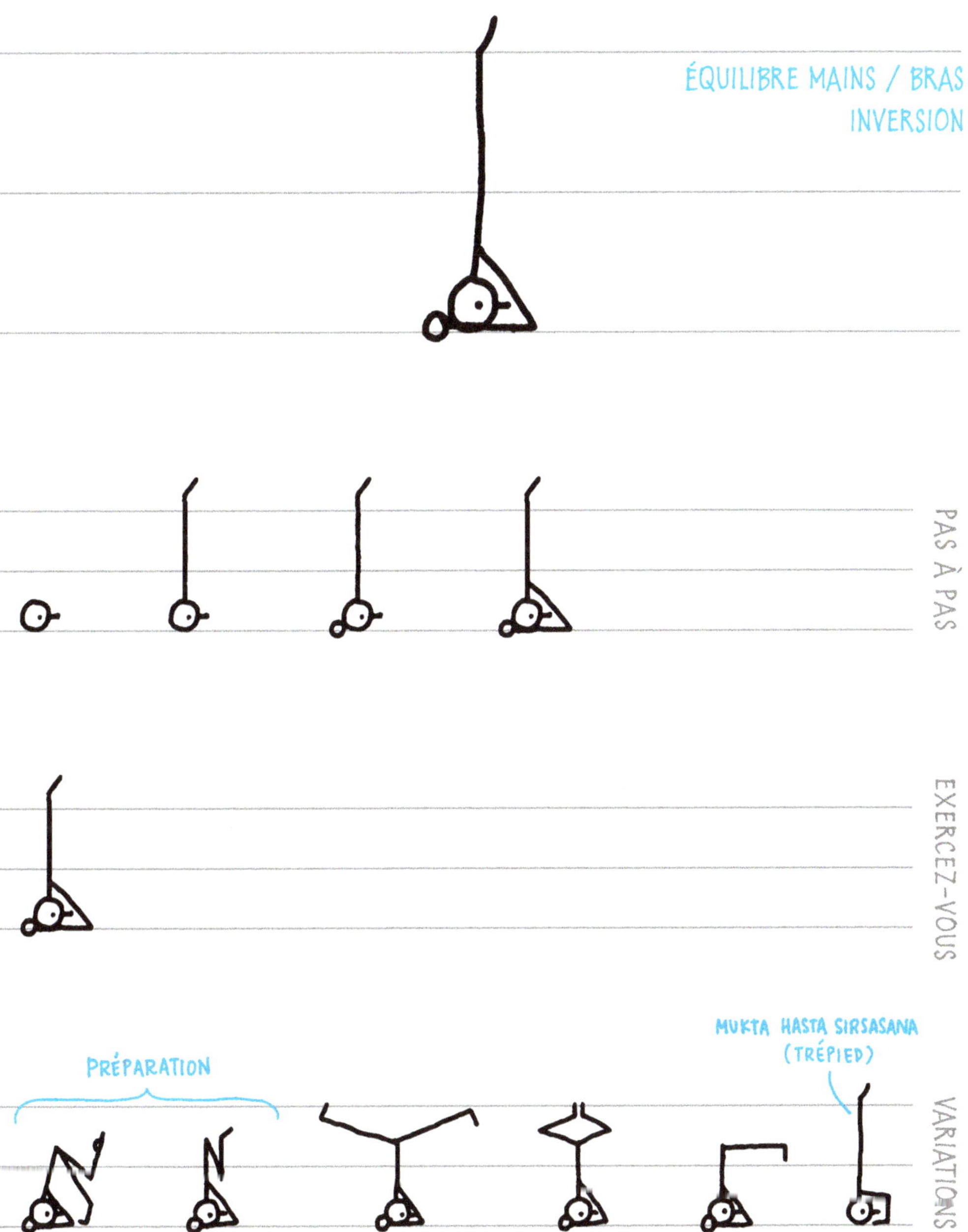

LISTE DES ASANAS – SANSKRIT

LISTE DES ASANAS – FRANÇAIS

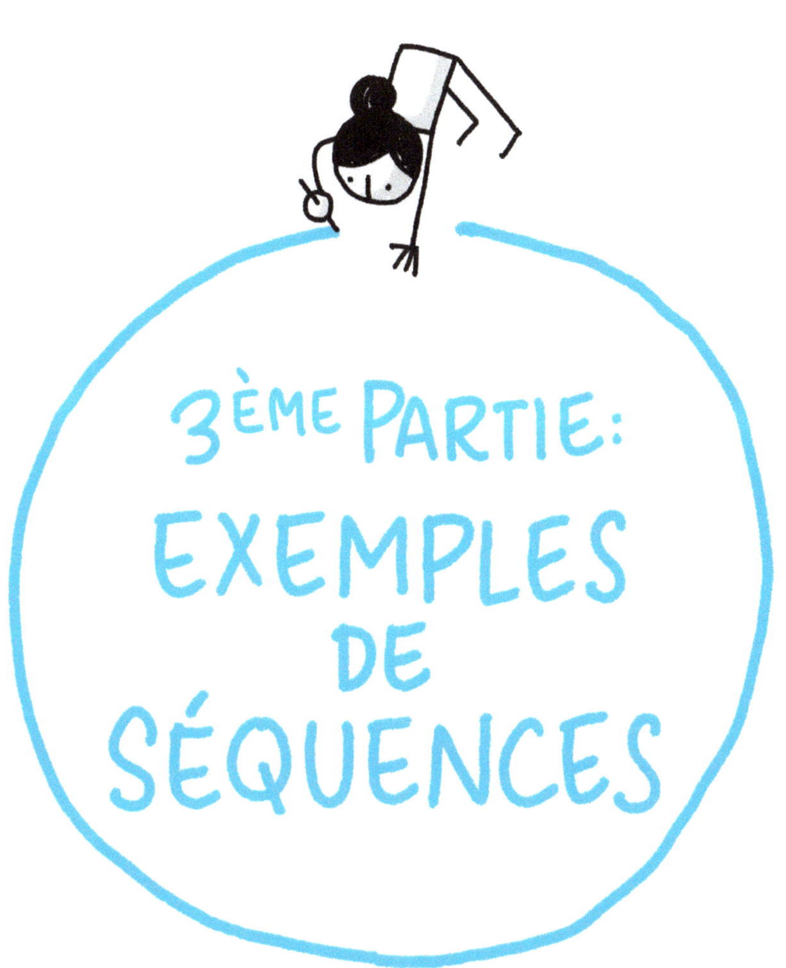

3ÈME PARTIE:
EXEMPLES
DE
SÉQUENCES

SALUTATION au SOLEIL A

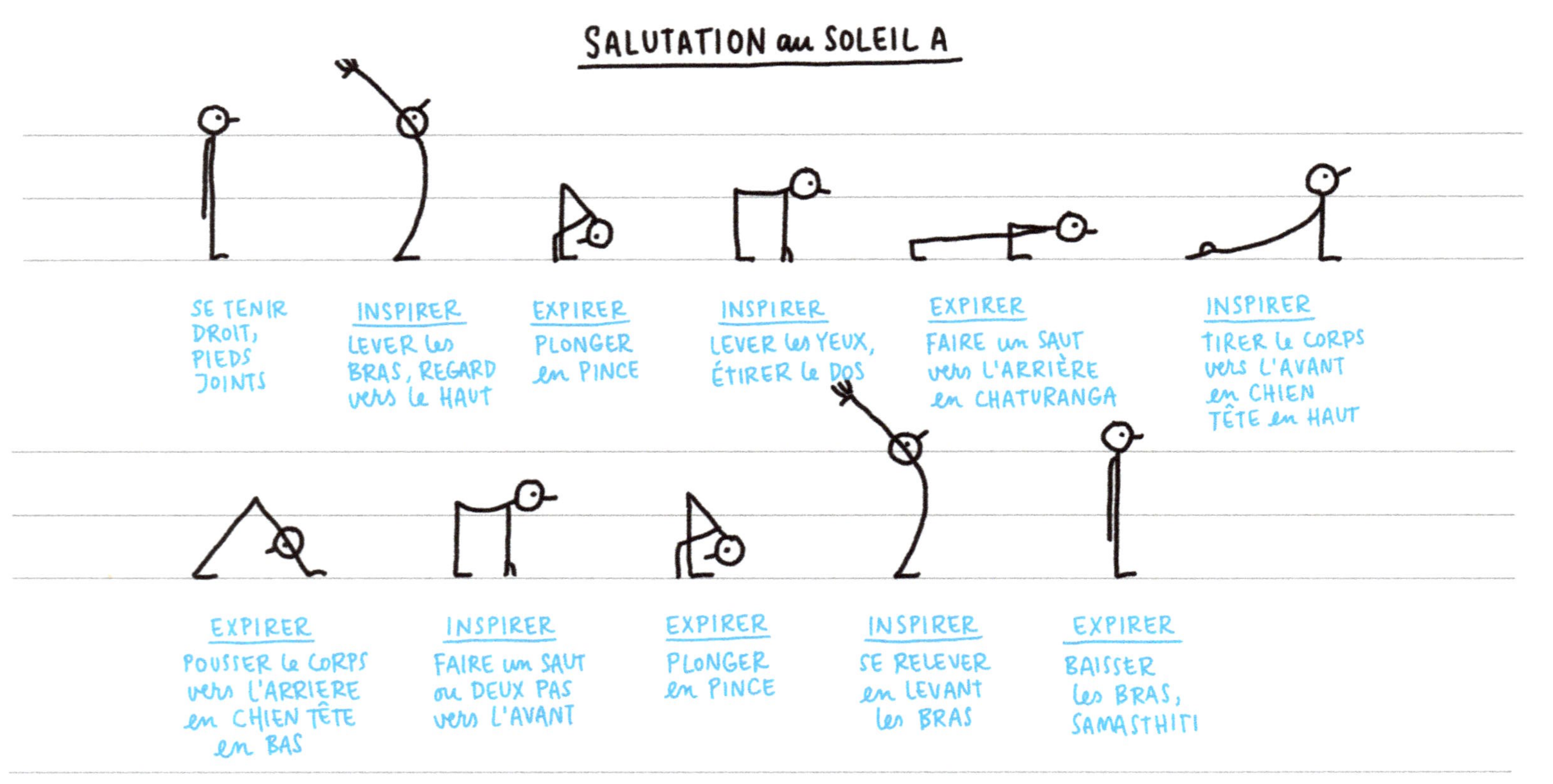

instagram: @yoga.notes #yoganotes

Salutation au Soleil B

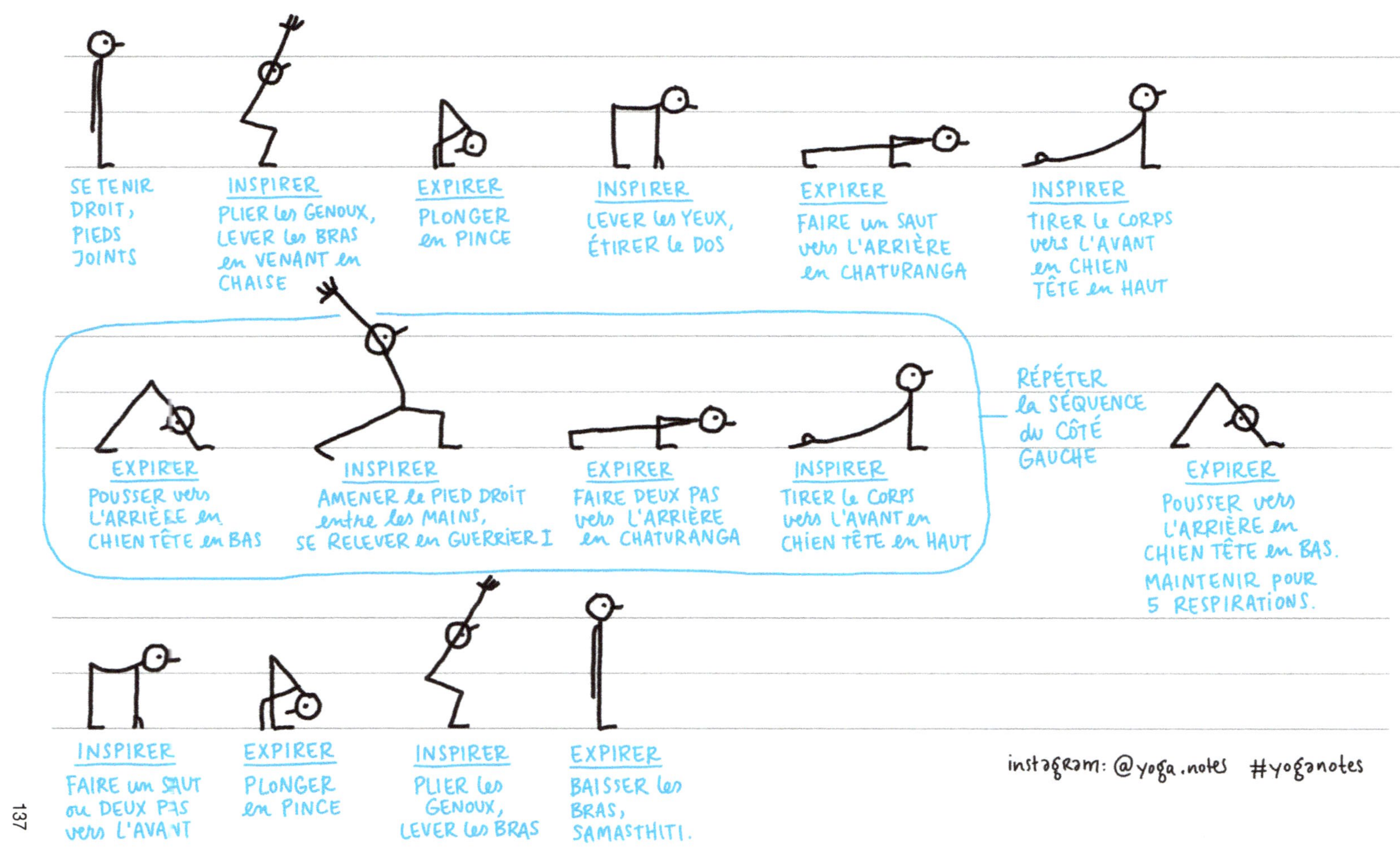

SALUTATION au SOLEIL C

SE TENIR DROIT, PIEDS JOINTS

INSPIRER & EXPIRER — AMENER les MAINS devant le COEUR

INSPIRER — LEVER les BRAS, REGARD vers le HAUT

EXPIRER — PLONGER en PINCE

INSPIRER — FAIRE un PAS en ARRIÈRE avec le PIED DROIT, GENOU DROIT au SOL

RETENIR son SOUFFLE — FAIRE un PAS en ARRIÈRE avec le PIED GAUCHE pour la PLANCHE

EXPIRER — AMENER les GENOUX, la POITRINE et le MENTON au SOL pour la CHENILLE

INSPIRER — TIRER le CORPS vers L'AVANT pour VENIR en PETIT COBRA

EXPIRER — POUSSER le CORPS vers L'ARRIÈRE en CHIEN TÊTE en BAS

INSPIRER — FAIRE un PAS en AVANT avec le PIED GAUCHE, GENOU DROIT au SOL

EXPIRER — RAMENER le PIED DROIT A COTE du PIED GAUCHE

INSPIRER — SE RELEVER en LEVANT les BRAS

EXPIRER — BAISSER les BRAS, SAMASTHITI

CLASSE de HATHA – 75 MINUTES

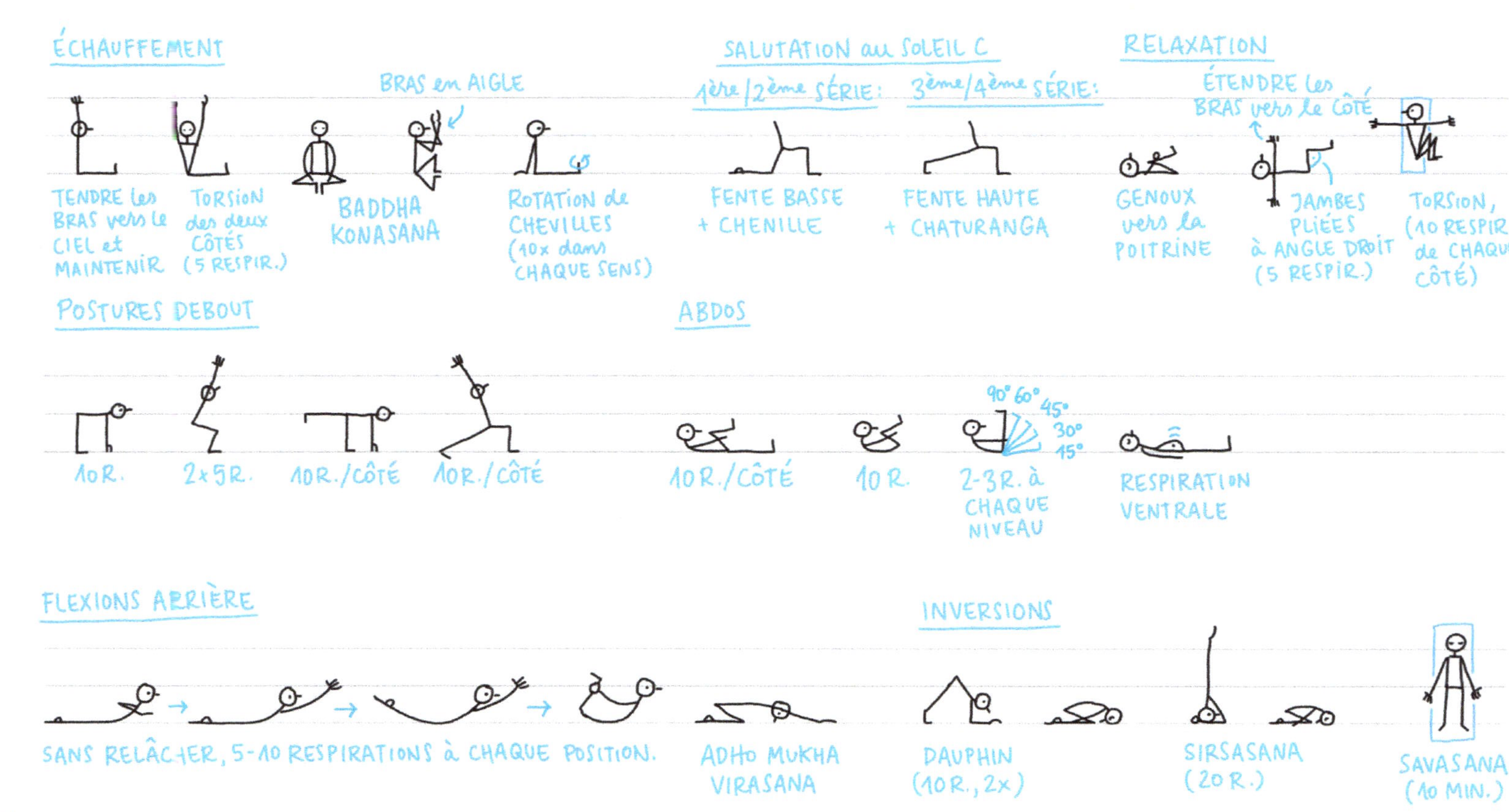

À PROPOS D'EVA-LOTTA LAMM

Eva-Lotta Lamm est designer, illustratrice et elle réfléchit toujours le crayon en main. Après ses études de design à Krefeld et Cologne (Allemagne), elle a travaillé à Paris et à Londres en tant que conceptrice d'expérience utilisateur pour Yahoo, Skype et Google.

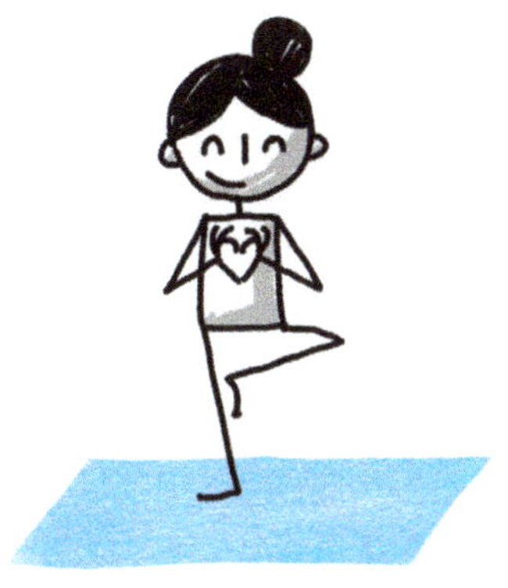

Elle est une experte réputée du croquis rapide et de la pensée virtuelle. Elle intervient régulièrement lors de conférences et d'ateliers dans le monde entier et aide les professionnels de différentes branches à développer leurs idées et concepts grâce à des techniques simples de visualisation qu'ils peuvent ensuite partager avec le reste du monde.

C'est en 2013 qu'elle entre pour la première fois en contact avec le yoga lors d'un cours de sivananda. Eva-Lotta teste ensuite de nombreux styles et cours différents. Un an plus tard, elle part pour l'Inde et fait à Rishikesh la rencontre de Surinder Singh qui devient son professeur.

En 2016, elle revient en Inde pour suivre une formation de professeure de hatha yoga auprès de Surinder et approfondir sa pratique pendant plusieurs mois dans une shala. Les notes visuelles qu'elle a prises pendant sa formation sont disponibles sous la forme d'un livre. C'est aussi durant cette période que naît l'idée de ce livre. Après avoir passé deux années semi-nomades à voyager et à étudier le yoga, Eva-Lotta s'installe à Berlin où elle travaille en tant que designer indépendante et auteure.

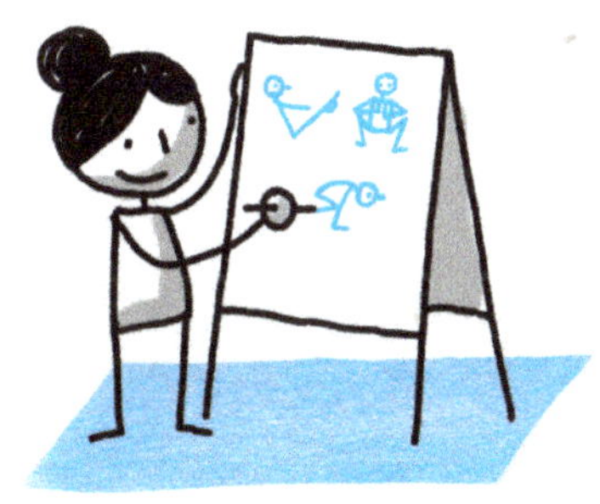

SUIVEZ EVA-LOTTA SUR LES RÉSEAUX SOCIAUX

Instagram : @evalottchen
Twitter : @evalottchen
Facebook : Eva-Lotta Lamm

REJOIGNEZ LA COMMUNAUTÉ YOGANOTES

Instagram : @yoga.notes
Facebook : sketchyoganotes
Web : www.yoganotes.net/fr

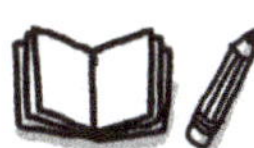

RETROUVEZ TOUS LES PROJETS D'EVA-LOTTA

www.evalotta.net
www.evalotta.shop

PLUS DE LIVRES ET PRODUITS D'EVA-LOTTA

Ma passion est de concevoir des produits qui aident les gens à apprendre, les incitent à s'exprimer visuellement ou simplement à les faire sourire. Trouverez tous mes produits dans ma petite boutique en ligne: **www.evalotta.shop**

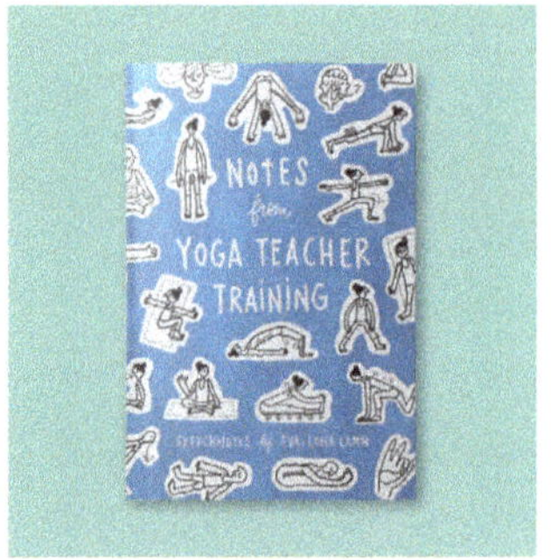

Notes from Yoga Teacher Training
Mes notes visuelle de la formation de prof de yoga (Hatha) que j'ai suivi en Inde à Rishikesh (en anglais).

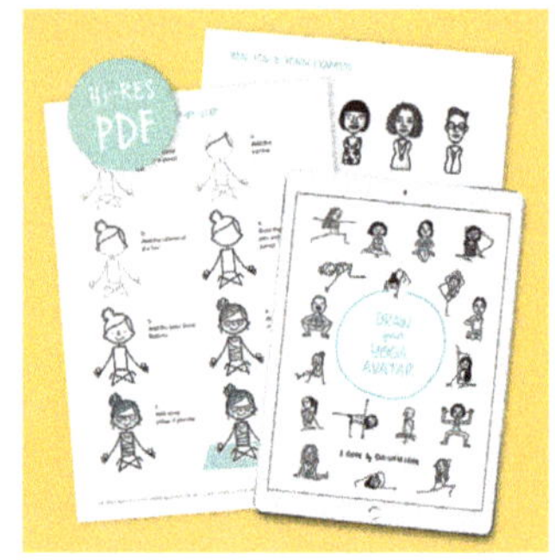

Mots Sanskrits Illustrés
Une série de diagrammes illustrés présentant 77 mots sanskrits pour mieux comprendre les noms d'asanas.

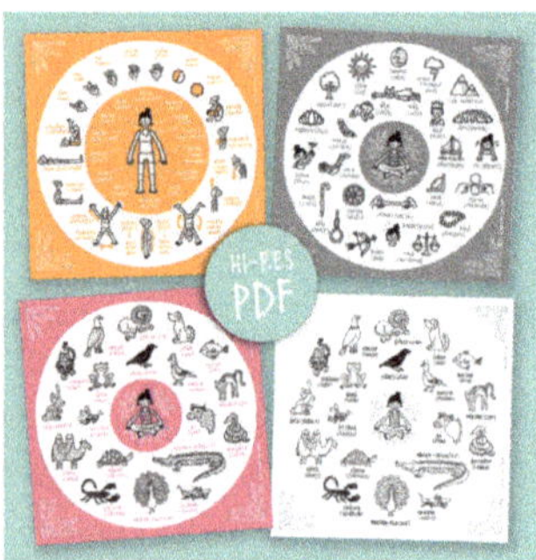

Draw your Yoga-Avatar
Apprenez à dessiner votre propre avatar yogi (en anglais).

Yoganotes Online Workshop
Si vous préférez apprendre par des instructions vidéo pour apprendre la technique Yoganotes (en anglais ou allemand).

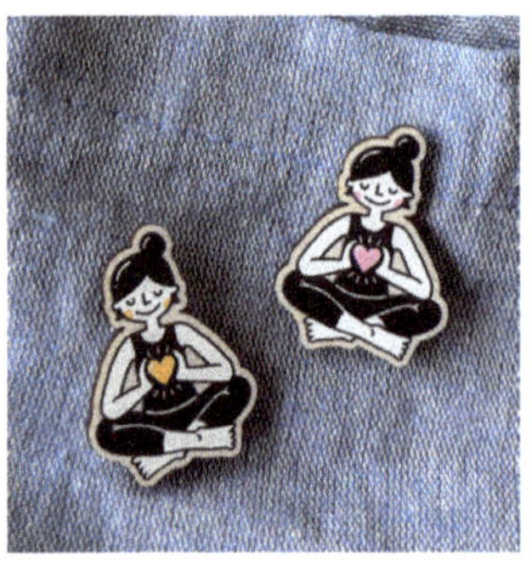

Broches Yogini en bois
Un petit accessoire sympa pour les yogi*nis passionnées, fabriqué en bois de bouleau issu de sources responsables.

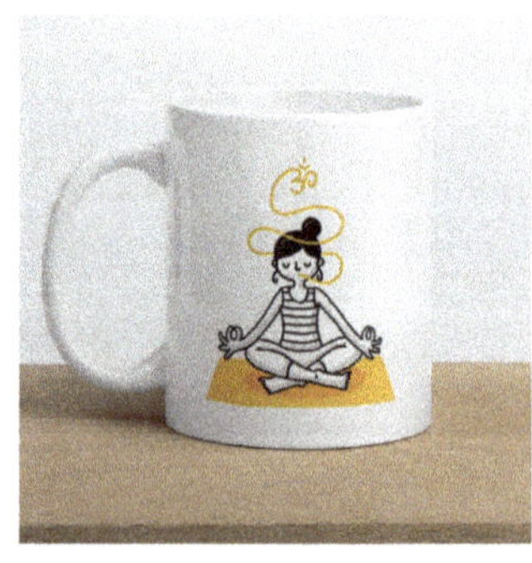

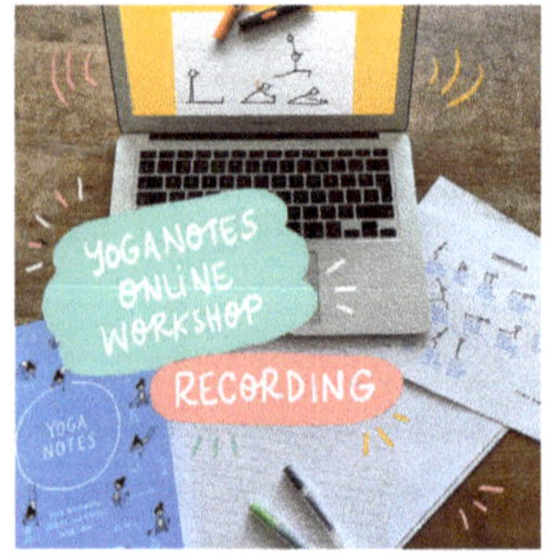

Tasses Yogini
Belles tasses en céramique avec des dessins différentes de yoginis pratiquant les asanas.

www.evalotta.shop

@evalottchen

Berlin · 2020

www.ingramcontent.com/pod-product-compliance
Lightning Source LLC
LaVergne TN
LVHW071523180726
843512LV00014B/1152